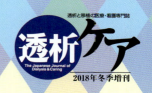

検査値の見方を知って
ケアに活かす！

透析患者の重要検査&検査値50

編集
友秀会伊丹腎クリニック理事長／院長
伊丹 儀友

編集にあたって

　体液バランスの維持を司る腎臓の機能が破綻した腎不全患者では、さまざまな異常が生じます。その異常を早期に、ひどくならないうちに発見し、対処できるものは対処していくことが重要です。とくに健常者と異なり予備力が少ない透析患者では、早期発見は病状の悪化、入院の回避、予後の改善のために必要となります。

　本書では、第1章として、現在のわが国の透析患者の特徴である高齢化に関連する栄養不良および慢性腎臓病に伴う骨・ミネラル代謝異常（CKD-MBD）を考慮して、透析患者によく施行されている項目の血液検査を選びました。検査の目的と透析患者の基準値や目標値を知ることは、異常の発見のためケアする立場にいる人々にとっては必要不可欠です。検査の目的や意義、検査値の読みかた、異常値が出た場合の対処方法および患者に伝えてもらいたい日常管理のアドバイスなどについて、現場で活躍されている先生方に解説してもらいました。

　透析患者には血液検査以外にもさまざまな検査が実施されますが、検査の意図を十分に理解して対応していくことが重要となります。そこで、第2章では理学的検査を取り上げました。具体的には、日常臨床で異常に気づいた場合にすぐに対処が必要となる血圧測定や胸部エックス線検査、心電図から、スクリーニング目的や病態の把握のために行われる眼底検査、腹部超音波、コンピュータ断層撮影、内視鏡検査、シャント造影などです。さらに、フレイル、サルコペニア、バーセル指数、主観的包括的栄養評価（SGA）／高齢者栄養リスク指標（GNRI）までを含めました。各検査の目的を十分に把握していただきたいと思います。また、フレイルやサルコペニア、SGA/GNRIは医療者が意識して検査を実施してみていかなければ見逃してしまいやすく、早期であれば治療も可能です。ぜひ一読していただきたいと思います。

　最後に、本書が患者の早期異常の診断およびその対処への参考となり、患者のQOLを高めるために役立ってくれることを期待しています。

2018年10月

友秀会伊丹腎クリニック理事長／院長
伊丹 儀友

検査値の見方を知ってケアに活かす！

透析患者の重要検査&検査値 50

CONTENTS

編集にあたって ……………………………………………… 3

第1章 血液検査

- ❶ 抗利尿ホルモン（ADH） ………………………………… 10
- ❷ 尿素窒素（UN） …………………………………………… 15
- ❸ クレアチニン（Cr） ……………………………………… 19
- ❹ ナトリウム（Na）／クロール（Cl） …………………… 23
- ❺ カリウム（K） ……………………………………………… 28
- ❻ カルシウム（Ca）／リン（P） …………………………… 33
- ❼ アルブミン（Alb）／総蛋白（TP） ……………………… 37
- ❽ ヘモグロビン（Hb）／ヘマトクリット（Ht） ………… 41
- ❾ 網状赤血球／平均赤血球容積（MCV） ………………… 46
- ❿ 血清フェリチン値／トランスフェリン飽和度（TSAT） …… 50

⓫ 血中エリスロポエチン(EPO) ... 55

⓬ 血糖値／ヘモグロビンA1c(HbA1c)／グリコアルブミン(GA) ... 58

⓭ C反応性蛋白(CRP) ... 63

⓮ 白血球数／血小板数 ... 67

⓯ β_2ミクログロブリン ... 71

⓰ α_1ミクログロブリン ... 74

⓱ 副甲状腺ホルモン(PTH) ... 79

⓲ アルカリフォスファターゼ(ALP)／骨型アルカリフォスファターゼ(BAP) ... 83

⓳ ビタミンD ... 87

⓴ 線維芽細胞増殖因子23(FGF23) ... 91

㉑ B型肝炎ウイルス(HBV)／C型肝炎ウイルス(HCV)／結核 ... 97

㉒ マグネシウム(Mg) ... 101

㉓ ビタミンB_{12}／葉酸 ... 107

㉔ 微量元素(亜鉛・銅・セレン) ... 111

㉕ カルニチン ... 115

CONTENTS

- ㉖ 脂質検査 119
- ㉗ 肝機能検査 123
- ㉘ 甲状腺刺激ホルモン(TSH)／トリヨードサイロニン(T_3)／サイロキシン(T_4) 127
- ㉙ ヒト心房性ナトリウム利尿ペプチド(hANP)／脳性ナトリウム利尿ペプチド(BNP)／脳性ナトリウム利尿ペプチド前駆体N端フラグメント(NT-proBNP) 131
- ㉚ 腫瘍マーカー 135
- ㉛ 血液ガス 140
- ㉜ 酒石酸抵抗性酸性フォスファターゼ-5b分画(TRACP-5b) 145

第2章 理学的検査

- ① 血 圧 152
- ② ドライウエイト 157
- ③ 胸部エックス線撮影／腹部エックス線撮影 161
- ④ 安静12誘導心電図 166
- ⑤ ホルター心電図 172

- ⑥ 心臓超音波（心エコー） …… 177
- ⑦ 足関節-上腕血圧比（ABI）／脈波伝導速度（PWV）／内膜中膜複合体肥厚度（IMT） …… 181
- ⑧ シャント造影 …… 185
- ⑨ 眼底検査 …… 189
- ⑩ 腹部超音波（腹部エコー） …… 193
- ⑪ コンピュータ断層撮影（CT） …… 197
- ⑫ 内視鏡 …… 201
- ⑬ 骨量／骨密度 …… 206
- ⑭ 腎がんスクリーニング …… 211
- ⑮ フレイル …… 216
- ⑯ サルコペニア …… 220
- ⑰ バーセル指数／チャールソン併存疾患指数 …… 224
- ⑱ 主観的包括的栄養評価（SGA）／高齢者栄養リスク指標（GNRI） …… 229

編集・執筆者一覧 …… 234

索引 …… 236

快適な透析生活をサポートします。

 不足しがちな栄養成分の補給に。

エルピス
合成保存料無添加
栄養機能食品
内容量：**50ml**／瓶　1日の目安量：**1**本

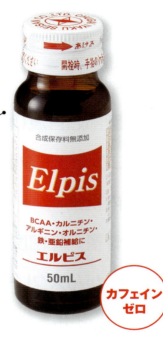

配合栄養成分量（1本50mlあたり）

BCAA	320mg	αG-ルチン	50mg
オルニチン	100mg	ビタミンB群7種	33.4mg
カルニチン	200mg	ビタミンC	30mg
アルギニン	150mg	鉄	5.3mg
アスパラギン酸	100mg	亜鉛	3.0mg

販売価格　（1本 200円・税別）
30本入り1箱　**6,480**円
税別本体価格 6,000円

カフェインゼロ

発売以来15年の実績

エルピスは、腎不全の方、とくに透析療法を受けている方の栄養補給を目的に開発された栄養ドリンクです。発売以来15年、多数の利用者はもちろんのこと、各方面からも強い支持を受けている製品です。

無償でサンプルを提供します。

全国1000余、透析施設への提供実績。貴施設でもぜひご利用ください。

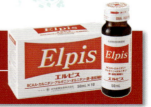

日本透析医学会賛助会員
エルピス株式会社
〒532-0011 大阪市淀川区西中島4丁目6-29

【申込み・問合せ先】受付時間｜平日9:00～18:00
0120-393-578
FAX 06-6100-5020 （24時間受付）
ホームページ｜エルピス 栄養ドリンク｜検索
https://www.elpis-net.com

第1章

血液検査

第1章

血液検査

1 抗利尿ホルモン（ADH）

何がわかる？

抗利尿ホルモン（antidiuretic hormone；ADH）は下垂体後葉から分泌されるホルモンであり、ADHの高値は血漿浸透圧の高値を示唆します。

✓ 検査頻度

定期的には実施されません。必要時のみ実施します。

✓ 注意点

透析患者では、ADHは健常者に比べ高値であるとされていますが、ADHが高値の場合でも必ずしも異常であるとはいえません。

基準値・目標値

健常者：0.3〜4pg/mL
血液透析患者：不明

※血液透析患者では健常者よりも高値を示し、4〜7pg/mLの範囲とする報告が多いです。

検査の目的・頻度

　抗利尿ホルモン（antidiuretic hormone；ADH）は、腎臓に作用して濃縮尿をつくり、尿量を減少させる作用を有します。近年では、血管に作用するバソプレシン（arginine vasopressin；AVP）とADHが同一のホルモンであることがわかり、ADHはバソプレシンと呼ばれることが多くなりました。

　バソプレシンは、脳の視床下部で産生され、下垂体後葉から分泌されるホルモンです。バソプレシン受容体には、V_{1a}受容体、V_{1b}受容体、V_2受容体の3種類があります。V_{1a}は、血管や中枢神経系に分布し、昇圧や認知行動にかかわります。V_{1b}は、中枢神経系に分布し、副腎皮質ホルモンの分泌に関与します。V_2は、腎臓集合管に分布し、水再吸収の調節を行い、尿浸透圧および血漿浸透圧の調節にかかわります。これらの受容体を介して作用する薬剤として、合成バソプレシン（ピトレシン®）やV_2受容体拮抗薬のトルバプタン（サムスカ®）が挙げられます。前者は救急領域における蘇生や血圧の保持、後者は心不全における利尿作用や多発性嚢胞腎における腎容積増大抑制を目的として臨床で使用されています。

　健常者では、上記3種類の受容体を介したADHの作用が得られますが、透析患者（とくに自尿のない腎機能の廃絶した血液透析患者）では、腎集合管細胞におけるV_2受容体およびアクアポリン2を介した水再吸収作用は期待できません。自尿があり残存腎機能を有する腹膜透析患者では、腎集合管細胞の機能も残存していると考えられ、ADHのV_2受容体拮抗作用による利尿効果を期

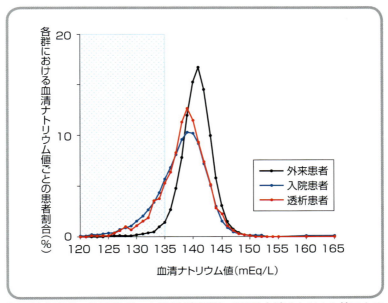

図 外来患者、入院患者、血液透析患者における血清ナトリウム値ごとの患者割合の分布（2000年1年間のデータ）（文献2より作成）

待して、トルバプタンが使用されることもあります[1]。

　バソプレシンは、血漿浸透圧280mOsm/kgH₂O以上に上昇すると、血中濃度が上昇しはじめます。一般に腎機能正常者では、脱水などでバソプレシンが上昇すると、口渇中枢を刺激して飲水行動が促されます。私たちの検討では、透析患者の透析前血清ナトリウム濃度は、腎機能が正常の入院患者と同様の分布をしている（図）ことから[2]、透析患者でも食塩摂取により血漿浸透圧が上昇するとバソプレシンが分泌され、口渇中枢が刺激される結果、飲水行動につながり、血清ナトリウム値が正常化すると飲水行動が制御されると考えられます。

　このように透析患者では、血漿浸透圧の高値に伴いADHも高値であることが多いと考えられますが、一方で体液量の増加が多い場合には、理論的にはADHは抑制されます。このように相反する状況が混在する透析患者において、測定されるADHの結果を単純に解釈することはできません。そのため、透析患者では必要と判断される状況を除いて、ADHが定期的に検査されることはありません。

検査結果からわかること

　透析患者では、体液過剰状態にもかかわらずADHが健常者に比べ高値を示すことから、ADHはおもに血漿浸透圧を反映していると考えられます。ただし、結果の解釈にはかなり慎重になる必要があり、ADHの数値のみでドライウエイトや透析治療の方向性を決定することは困難です。

透析患者における正常値・異常値

　透析患者における正常値や基準値はありません。これまでの報告では、透析前のバソプレシン濃度は4～7pg/mLの範囲であるとする報告が多いですが、それ以上であるとする報告もあります[3]。また透析患者では、健常者に比較してADHは高値であるとされています[3]。さらに、透析低血圧を起こした血液透析患者では、透析低血圧を起こさない患者と比較してバソプレシン濃度が低いことが示されています[4]。また、血液透析後のバソプレシン濃度は一般的に透析前と比べて低下しますが、低下しないとする報告もあります[5]。

異常値の原因・対処法

　ADHが異常値となりうるおもな原因を表に示します。対処が必要となるのは、とくにADHが高値の場合であると考えられます。

表■ADHが異常値となる原因

基準値より高値	・循環血漿量の減少、血漿浸透圧の上昇（高ナトリウム血症、下痢、嘔吐、脱水、発汗過多、摂食低下、出血など） ・バソプレシン不適合分泌症候群をひき起こす病態がある場合（肺炎や肺結核、髄膜炎やくも膜下出血などの中枢性疾患、肺がんや膵がんを含む腫瘍） ・薬剤（ビンクリスチン硫酸塩・シスプラチン（抗がん薬）、カルバマゼピン、甘草） ・浮腫性疾患（うっ血性心不全、肝硬変、ネフローゼ症候群） ・甲状腺機能低下症
基準値より低値	・循環血漿量の増加・血漿浸透圧の低下（低ナトリウム血症、輸液過剰） ・心因性多飲 ・アルコール ・薬剤（コルチゾール、フェニトイン）

異常値であった場合の症状と対処法

　ADHが高値である場合も低値である場合も、その原因は多岐にわたるため、患者の症状は原因によって変わります。とくに透析患者に関しては、自尿が少ない、もしくはない患者がほとんどであることから、尿量の変化を症状としてとらえることができません。そのため、ADHの異常に伴って起こりうる症状を指摘するのはむずかしいと考えます。

　透析患者では一般的にADHは健常者と比較して高値ですが、特別な対処は必要ありません。そのため、ADHが異常値だった場合に仮に対処が必要となったとしても、ADH値の異常を来している原因自体に対してアプローチをすることになります。

患者に伝えたい日常管理のポイント

　ADHは、透析患者において自尿が残存し、低ナトリウム血症などの電解質異常があるというようなある一定の状況下でしか測定される機会がないことから、透析患者自身が本検査について理解している必要はないと考えます。ただし、透析患者ではADHおよび血漿浸透圧が高値であることから口渇刺激が強くなり、さらに過剰な食塩摂取が加われば、より飲水が過剰となる可能性があります。その結果、透析間体重増加が多くなり、単位時間当たりの除水量が増え、透析中の血圧低下の頻度も高くなることで、透析治療をより困難する可能性があることに注意が必要です。

おさらい 検査&検査値理解のポイント

- ADHであるバソプレシンは、透析患者では多くの因子に影響されます。
- 透析患者では、ADHは一般的に健常者に比べ高値を示します。
- 血漿浸透圧を反映すると考えられるADHですが、その値のみでドライウエイトの指標にすることはできません。

◆ 引用・参考文献 ◆

1) 山本卓ほか. バソプレシンとその拮抗薬の血圧および血行動態への影響. Fluid Management Renaissance. 2 (4), 2012, 375-9.
2) 豊田朗ほか. 維持血液透析患者における低Na血症の原因の検討. 日本腎臓学会誌. 44 (3), 2002, 322.
3) Ettema, EM. et al. Dialysis hypotension : a role for inadequate increase in arginine vasopressin levels? A systematic literature review and meta-analysis. Am. J. Nephrol. 39 (2), 2014, 100-9.
4) Rho, M. et al. Serum vasopressin response in patients with intradialytic hypotension : a pilot study. Clin. J. Am. Soc. Nephrol. 3 (3), 2008, 729-35.
5) Thompson, AM. et al. Endogenous and exogenous vasopressin during hemodialysis. Semin. Dial. 22 (5), 2009, 472-5.

自治医科大学附属さいたま医療センター
総合医学1（腎臓内科）助教
伊藤 聖学（いとう・きよのり）

南魚沼市民病院院長／内科
田部井 薫（たべい・かおる）

第1章 血液検査

2 尿素窒素（UN）

何がわかる？

尿素窒素（UN）は、蛋白質の代謝産物である尿素の濃度を間接的に測定した指標です。UNを測定することで、患者が十分な食事をとれているか、透析が十分に行われているかを知ることができます。

✓ 検査頻度

月2回（2機会）以上、透析前に実施します。なお、尿素の除去状態を知るために、2回のうち1回は週はじめの透析前後での実施が必須であり、尿素の動態を推定する場合は2回目の透析前にも検査します。

✓ 注意点

- 安定した透析患者でUN値の高低は、たんぱく質摂取量の多寡を表します。
- 異常高値がみられた場合、消化管出血の合併がないかどうか確認します。

基準値・目標値

60〜80mg/dL（週はじめの透析前）

検査の目的・頻度

　尿素（CH_4N_2O）は、蛋白質の最終代謝産物です。一般的に尿素量を直接測定するのではなく、尿素をウレアーゼと反応させて炭酸アンモニアとし、そのアンモニア（NH_3）量を測定することで尿素に含まれる窒素量（尿素窒素〈urea nitrogen；UN〉）を求め、これを尿素濃度の代わりに利用しています。必要な場合、尿素濃度は「UN濃度×2.144」で求めます。

　尿素は分子量が60と小さく、水によく溶け、細胞膜をほぼ自由に通過して移動できる性質をもっています。また、腎不全で体内に蓄積し、高濃度では弱い毒性をもち、その除去状態と患者の生命予後・合併症予後が関連することがわかっています[1]。したがって、単にUN濃度をみるだけではなく、尿素の動態を推定した指標を透析管理に活用していくことも重要です。

　UN濃度は基本的にたんぱく質摂取量を表します。そのため、患者が安定して食事を摂取しているかどうかを知るためには、間隔を空けて、少なくとも月2回程度は透析前に測定することが望ましいでしょう。また、尿素の除去状態（透析量）を知るためには、2回のうち1回は週はじめの透析前後にUN濃度を測定することが必須です[1]。さらに、後述の蛋白異化率（protein catabolic rate；PCR）を知るためには、透析前後で検査をした次の透析日に透析前UN濃度を調べます。

検査結果からわかること

　腎機能がほぼ廃絶している透析患者の場合、UN濃度の上昇は、たんぱく質摂取量の増加や異化亢進、透析不足、消化管出血などが考えられます。一方、UN濃度の低下は、たんぱく質摂取量の減少や尿量が温存されている状態、体液量過多、肝不全などが考えられます。

　安定した維持透析患者では、UN濃度の上昇はたんぱく質摂取量の増加（≒食事摂取量の増加）を、UN濃度の低下はたんぱく質摂取量の減少（≒食事摂取量の減少）を第一に考えます。しかし、日ごろの値と異なる結果の場合には、食事以外の原因も念頭に診療する必要があります。

透析患者における正常値・異常値

　UN濃度の基準値は、週はじめの透析前で60～80mg/dL程度と考えられます。ただし、UN濃度には透析条件も影響を与えるため、それぞれの施設の透析条件下で、『慢性透析患者の食事療法基準』[2]で推奨されているたんぱく質摂取量（0.9～1.2g/kg/day程度）になるようなUN濃度を基準値として採用するのがよいと考えます。ちなみに当院では、尿素透析量（Kt/Vurea、後述）が2.0±0.3（平均±標準偏差）程度の透析を行っていますが、その条件下で推定たんぱく質摂取量（標準化蛋白異化率〈normalized protein catabolic rate；nPCR〉、後述）が0.9～1.2g/kg/day程度となる患者のUNの透析前／透析後値の平均±標準偏差（最少～最大）は、2018年8月の場

合、透析前68.6 ± 6.7（57〜83）mg/dL／透析後13.4 ± 3.7（8〜25）mg/dLでした。

異常値の原因・症状・対処法

1. 尿素窒素値が高い

　たんぱく質摂取量が多いことが原因と推定される場合は、リン、カリウム、透析間体重増加量なども同時に確認します。リンやカリウムの高値を伴う場合には、たんぱく質摂取量過剰とそれらの検査値が関連することを説明して、たんぱく質の多い食品の過剰摂取を避けるよう指導しましょう。異化亢進が疑われる場合は、隠れた炎症や合併症などがないかどうか、精査・治療が必要です。

　透析不足が原因と推定される場合には、食欲不振などがないか確認のうえ、透析条件を改善する必要があります。尿素除去量の増加には、透析時間の延長や血流量の増加が有効です。もちろん身体の状態や合併症などを勘案して、ダイアライザの変更なども考慮しましょう。なお、急なUN値の上昇をみた場合には、消化管出血を合併している可能性があります。黒色便や血便、貧血の進行などがないかどうか確認し、異常があれば消化器内科に相談しましょう。

2. 尿素窒素値が低い

　たんぱく質摂取量が少ないことが原因と推定される場合には、維持透析患者ではたんぱく質の適切な摂取が大切であることを説明し、管理栄養士の支援も受けて、食事内容の見直しを図りましょう。食欲不振や味覚異常などの症状がある場合には、透析不足や亜鉛欠乏、うつ病や隠れた合併症などがないかどうかをチェックして、透析条件の改善や亜鉛の補充、精神科へのコンサルトなどを行います。また、透析を導入して間もない患者の場合、尿量が温存されているため、UN濃度が低めになりやすいです。食事調査などからきちんと食べていることが確認された場合は問題ありませんが、一部の患者では低たんぱく質の食事を継続している場合があるため、注意しましょう。

尿素窒素濃度の発展的利用

　透析前後のUN濃度の変化から、数学的なモデルを用いて、尿素の除去状態や産生状態を評価する方法があります。除去状態の代表的指標が尿素透析量（Kt/Vurea）であり、「ケイティーオーバーブイ」と読みます。透析前後のUN値などから求め、尿素に関する透析量を表します。一方、透析が終了した時点から次の透析開始までにUN濃度は徐々に上昇しますが、これは蛋白質が異化（分解）されて、尿素が産生されることを示しています。この変化から尿素の産生速度を推定し、蛋白質の異化速度を求めたものがPCRであり、PCRを標準体重当たりで表したものがnPCRです。じつはnPCRはたんぱく質摂取量とみなすことができます。

　Kt/VureaやnPCRは、透析患者の生命予後と密接に関連する指標です。その詳細については、

参考文献[3]を参照してください。なお、日本透析医学会では、週はじめの透析前後のUN値からKt/VueraとnPCRを同時に求めるプログラム[4]を用いており、年末の統計調査でも利用されています。

患者に伝えたい日常管理のポイント

　透析患者が元気で長生きするためには、よい栄養状態を保つことが重要ですから、栄養障害を防がなければなりません[5]。これまで述べてきたとおり、透析前のUN値は、基本的にたんぱく質摂取量を表しているとみることができますから、UN値は低いことこそが問題であると考えましょう。UN値が50mg/dL以下の場合は、あきらかにたんぱく質摂取量が不足しています。また、付随してエネルギーも摂取不足の危険性があります。医師、管理栄養士と協力して、食事内容を見直すとともに、十分に食べられない原因を探して対処しましょう。

　逆にUN値が高い場合には、たんぱく質摂取量が多いことが推定されます。それに伴ってリン値やカリウム値が乱れる場合は対策が必要ですが、そうでない場合やリン吸着薬の服用量の調整などでうまく対処できる場合には、あまり心配はいりません。時に多く食べることも、人生の楽しみの一つですから、スタッフは患者を非難することなく共感をもって話を聴きましょう。また、たくさん食べる人には、しっかり透析することを勧めるのも大切です[5]。

おさらい 検査&検査値理解のポイント

- UNは蛋白質の代謝産物である尿素の濃度を表す指標です。
- 日常的には、UNはたんぱく質摂取量を表していると考えることができます。
- UN値からKt/VureaやnPCRを求めることで、患者の状態をより深く理解することができます。

◆ 引用・参考文献 ◆

1) 日本透析医学会. 維持血液透析ガイドライン：血液透析処方. 日本透析医学会雑誌. 46(7), 2013, 587-632.
2) 日本透析医学会. 慢性透析患者の食事療法基準. 日本透析医学会雑誌. 47(5), 2014, 287-91.
3) 木村玄次郎. "透析療法のコントロール基準". ワンポイントノートで学ぶ透析療法の基本. 改訂第2版. 東京, 東京医学社, 2009, 13-38.
4) Shinzato, T. et al. Determination of Kt/V and protein catabolic rate using pre- and postdialysis blood urea nitrogen concentrations. Nephron. 67 (3), 1994, 280-90.
5) 鈴木一之. "しっかり食べて、しっかり透析する". 透析医が透析患者になってわかったしっかり透析のヒケツ：エビデンスに基づく患者さん本位の至適透析. 改訂2版. 大阪, メディカ出版, 2014, 175-206.

清水会かわせみクリニック理事長／院長
鈴木 一之（すずき・かずゆき）

第1章
血液検査

3 クレアチニン（Cr）

何がわかる？

クレアチニンは筋肉でつくられる老廃物で、その値を調べることで腎臓病の進行の程度がわかるほか、値の増減から透析効率や体筋肉量がわかります。

✓ 検査頻度

月1～2回、週はじめの透析前または透析後に実施します。

✓ 注意点

- 体筋肉量が多い患者では高値を示し、透析治療によっても低下させることはむずかしいです。
- 血清クレアチニン値が高いほうが、生命予後がよいこともあります（とくに腹膜透析患者では顕著）。

基準値・目標値

男性・若年者：12～14mg/dL以下
女性・高齢者：10～12mg/dL以下

※体筋肉量に応じて目指すべき数値は増減します。

検査の目的

　クレアチニン（creatinine；Cr）は分子量が113で、それ以上代謝されない安定した小分子化合物です。Crは腎臓の糸球体で濾過されて、ほとんど再吸収されずに尿中へ排泄されます。尿以外では体の外に排出されないため、生体腎の機能が低下すると血清Crが高値を示します。そこでCrの逆数（1/Cr）を腎臓の残された機能（残存腎機能）の代わりとして用いることもあります。

　古くから精度の高い検査方法が知られており、その費用も安価であることから、Crは生化学検査の代表的な項目として、また腎不全患者の透析導入の判断指標として用いられてきました。透析を導入して腎機能が廃絶した後は、透析効率を表す小分子量溶質として用いられています。尿素（検査項目としては血中尿素窒素）のように、食事の影響を直接的に反映することもないため、透析効率を把握するには重要なマーカーとなっています。

検査結果からわかること

　とくに透析導入前には残存腎機能を反映する簡便な指標として、Crの測定は臨床的に重要な意味があります。ただし、日本透析医学会の『維持血液透析ガイドライン：血液透析導入』に「血清クレアチニン濃度は、加齢による筋肉量の減少、運動などによる筋肉量過多、性差、栄養状態など、腎機能以外の要因に影響されることから、血清クレアチニン濃度のみから腎機能を推定することには問題が生じる」[1]とあるように、Crの測定ですべてがわかると過信してはいけません。

　透析導入後は多くの患者で加齢の進行が著しいといわれています。食が細くなり、痩せが目立つ場合も少なくありません。Crは筋肉でつくられるため、体筋肉量が落ちてくるとCrも低下します。たいていの老廃物（尿毒素）では、その濃度が低下することはよいことですが、Crの場合には筋肉量の低下を反映している可能性があるため注意が必要です。Cr測定が透析導入（残存腎機能の廃絶）後も重要な指標となっているのはこのためです。

　腹膜透析では、腎機能が維持されている活動的な患者も多いです。このような患者では、血清Crが高く、しかも予後は良好です。かつて腹膜透析では、Crクリアランスが尿素Kt/Vと並んで重要な透析指標と考えられていましたが、前述のような事実から現在のガイドラインにはCrクリアランスの記述はなくなりました[2]。

透析患者における正常値・異常値

　血清Cr濃度は筋肉の活動量を反映します。一般に筋肉量が多い男性や若年者ではやや高めで、筋肉量が少ない女性や高齢者ではやや低めの目標値が定められています。これは尿中に排泄される量についても同様です。健常者の場合、血清Cr濃度は男性で0.8〜1.2mg/dL、女性で0.6〜

0.9mg/dLが基準とされています[3]。透析患者の場合、週はじめの検査値で、男性・若年者は12〜14mg/dL以下、女性・高齢者は10〜12mg/dL以下が基準とされていますが[3]、体筋肉量に応じて患者ごとに目指すべき数値は多少増減すると考えたほうがよいでしょう。

異常値の原因・症状・対処法

　Crは安定した化合物であり、食事の影響を直接受けることもないため、安定期にある透析患者では、定期検査の値はあまり変化しないのがふつうです。血清Crが経月的に低下してきた場合には、筋肉量の低下が疑われます。体重、栄養状態（血清アルブミン濃度）、心胸比などを確認して、原因を考えましょう。まれに筋肉量が減少する疾患（尿崩症、筋ジストロフィー、多発性筋炎、筋萎縮性側索硬化症など）が原因となっている可能性もあります。逆に血清Crが経月的に上昇してきたときには、透析効率の低下が疑われます。しかし、現在わが国で使用されているダイアライザであれば、Crの除去効率はいずれも問題ありません。したがって、除去そのものの低下よりも、バスキュラーアクセス（シャント）の不良により血液が再循環（短絡）している可能性や、体液量変化の可能性が高いと考えられます。

患者に伝えたい日常管理のポイント

　Crは「加齢による筋肉量の減少、運動などによる筋肉量過多、性差、栄養状態など」[1]の影響を受けるため、人（男性・女性、筋肉量の差）によって目指すべき値がすこしずつ異なります。しかし、安定した条件で透析を受けていれば、経月的な変化はあまり大きくないのがふつうです。Crの検査結果が大きく上下した場合には、スタッフや主治医に相談するよう、患者にあらかじめ伝えておきましょう。

・おさらい 検査＆検査値理解のポイント

- Crは、加齢による筋肉量の減少や運動などによる筋肉量過多、性差、栄養状態などの影響を受けます。
- 透析導入前は、Cr（の逆数）は残存腎機能を反映する簡便な指標として用いられます。
- 透析導入後は、Crは筋肉量の変化や血液の再循環（短絡）を含む透析効率を反映する指標として用いられます。
- 安定した透析患者では、Crは経月的にあまり変動しないものと考えてよいでしょう。

◆ 引用・参考文献 ◆

1) 日本透析医学会. 維持血液透析ガイドライン：血液透析導入. 日本透析医学会雑誌. 46(12), 2013, 1107-55.
2) 日本透析医学会. 2009年版 腹膜透析ガイドライン. 日本透析医学会雑誌. 42(4), 2009, 285-315.
3) 櫻林耐."クレアチニン". 透析患者の検査値の読み方. 改訂第3版. 秋澤忠男監修. 東京, 日本メディカルセンター, 2013, 89.

法政大学生命科学部環境応用化学科教授
山下 明泰（やました・あきひろ）

第1章 血液検査

4 ナトリウム（Na）／クロール（Cl）

何がわかる？

ナトリウム（Na）は塩分でなく水分の出納を反映する指標で、クロール（Cl）は基本的にNaに連動して増減します。Naの異常は、もっともよく遭遇する電解質異常です。

✓ 検査頻度

月2回程度、週はじめの透析前に実施します。低Na血症や高Na血症がある場合は、透析後にも行います。

✓ 注意点

血清Na濃度は塩分の出納ではなく水分の出納を反映した指標です。透析はNa濃度の補正にも有効ですが、重度の低Na血症や高Na血症の場合には、血清Na濃度の過補正に注意が必要です。

基準値・目標値

Na：135～145 mEq/L
Cl：98～108 mEq/L

血清中ナトリウムの役割

　血清Na濃度を理解するうえでまず重要なのは、血清Na濃度は水分の出納によって規定されるものであり、塩分の出納によって規定されるものではないということです。そして、水分の出納を調節する腎機能が廃絶している透析患者では、血清Na濃度異常を呈する頻度は高いということです。

　まずは、血清中のNaが果たしている役割について考えたいと思います。ヒトの体内の総水分量は体重の約60％といわれており、総水分量の約3分の2が細胞内液で、約3分の1が細胞外液（血管内・間質）として分布しています。この細胞内外の水分移動は浸透圧（溶質が水分を引き込む力）によって行われており、Na・ブドウ糖（Glu）・血中尿素窒素（BUN）がおもな浸透圧物質として血漿の浸透圧を形成しています。

　血漿浸透圧＝$2 \times [Na^+] + Glu\,(mg/dL)/18 + UN\,(mg/dL)/2.8$

　これらのうち、細胞内外を自由に移動する尿素窒素（UN）を除いたNaとブドウ糖が、有効血漿浸透圧（血漿張度）物質として、細胞内外の水分の移動を規定することになります。

　有効血漿浸透圧（血漿張度）＝$2 \times [Na^+] + Glu\,(mg/dL)/18$

　前述の式からもわかるとおり、血清Na濃度の血漿張度に占める寄与は大きく、細胞内外でNa濃度に差があれば浸透圧により水分の移動が起こり、水分の移動により結果的に細胞内外のNa濃度の差は是正される方向にはたらきます。つまり、Naの量はその分画が水分を保つ力ととらえることができます（図）。細胞外液にNaが多いと細胞内液から水分を引き込み浮腫になり、逆に細胞外液にNaが少ないと細胞内液へ水分の移動が起こり血管内脱水につながります。

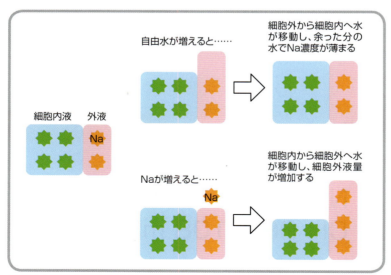

図 ■ ナトリウム濃度による細胞内外の水分移動の仕組み

これに対して血清Na「濃度」の異常は、水分の過剰や不足による血清中のNaの希釈や濃縮の結果です。つまり、低Na血症では本来Naが血管内に保てる水分よりも多い水分が血管内に存在し、過剰な水分により希釈された結果と考えられます。逆に、体内の水分不足により本来Naが血管内に保てるだけの水分が血管内に存在していない場合に高Na血症を呈することになります。

異常値の原因・症状・対処法

1. 低ナトリウム血症

1）原　因

　血清Na濃度が135mEq/L未満の状態を低Na血症とよびます。低Na血症はもっとも頻度の高い電解質異常で、透析患者においても比較的よく認められます。低Na血症は、体内の水分過剰により血清Naが希釈された結果の状態です。低Na血症が起こる機序としては、大きく分けて一般的に、水分の摂取過剰や抗利尿ホルモン（antidiuretic hormone；ADH）の分泌過剰、水分の排泄障害が挙げられます。ADHの分泌過剰が起こる病態としては、血管内脱水や心不全・肝不全などの有効循環血漿量減少の病態に対する反応としてのADH分泌増加のほかに、甲状腺機能低下症、副腎不全、ADH不適合分泌症候群（syndrome of inappropriate secretion of antidiuretic hormone；SIADH）や塩類喪失性腎症（renal salt wasting syndrome）などさまざまな原因が考えられます。前述のいずれの機序においても、浸透圧物質としての溶質と水分のバランスにおいて相対的に水分が過剰になることで、低Na血症を発症します。自尿のある患者では、血清Na値の低下傾向がある場合に、相対的に水分の多い希釈尿を生成することで水分の相対的な過剰を改善することができますが、自尿の期待できない透析患者ではこの緩衝機構がないことから低Na血症を起こすリスクは高いといえます。

2）症状・対処法

　低Na血症では、細胞外（血管内）から細胞内に水分が移動するため細胞内は浮腫の状態となります。とくに脳細胞の浮腫のため、さまざまな神経症状（嘔気や全身倦怠感、進行すると意識障害や痙攣など）が起こります。治療としては、原因に応じた対応になりますが、頻度の高い血管内脱水に対しては補液による脱水の補正、またSIADHに対しては飲水制限を行います。透析患者の場合、透析液Na濃度が通常140mEq/Lのため、通常の透析によっても低Na血症の補正が行われることになります。低Na血症の治療で留意すべきことが、過補正による浸透圧性脱髄症候群（ODS）の発症です。低Na血症患者では、細胞内外の水分移動に関して脳細胞内での有機物産生と細胞外への移動による代償機構がはたらいていると考えられ、急激な血清Na値の改善は、細胞外への水分移動による細胞内脱水のリスクがあります（これにより神経症状を呈するのがODSである）。したがって、症候性の低Na血症患者の治療に際しても24時間で10mEq/L、48時間で18mEq/L以内の補正に留めることが推奨されています。重度の低Na血症の透析患者の場合には、

透析による血清Na値の過補正の可能性に注意する必要があり、場合によっては透析液Na濃度を下げたり、透析効率を落としたりするといった対応が必要になります。

2. 高ナトリウム血症

1）原　因

　血清Na濃度が145mEq/Lを超える状態を高Na血症とよびます。高Na血症は、体内の水分不足により水分を十分に血管内へ引き込むことができなくなった結果の状態です。通常私たちは、血清Na濃度の上昇傾向（つまり、相対的な水分欠乏傾向）に応じて口渇感を知覚し、飲水によって水分欠乏に対応することができるため高Na血症にはなりません。高Na血症の患者を認めた場合、その背景には、口渇感を適切に感じられない状態や、口渇感に応じて自由に飲水できない状態が存在することが示唆されます。したがって、意識障害のある患者や認知症の患者、ADLの低下により飲水への自由なアクセスが困難な患者などでは、高Na血症の可能性に注意が必要です[1]。

2）症状・対処法

　高Na血症では、細胞内から細胞外（血管内）に水分が引き込まれるため、細胞内脱水の状態となります。とくに、脳細胞の細胞内脱水による萎縮のため、さまざまな神経症状（全身倦怠感や脱力、進行すると意識障害や痙攣など）や脳血管の破裂による脳出血が起こります。治療としては、基本的には不足している水分の補充（経口あるいは静注）ですが、透析患者の場合は、透析液Na濃度が通常140mEq/Lのため、通常の透析によっても高Na血症の補正が行われることになります。あきらかな急性発症のエピソード（極端な塩分過剰摂取や高張液輸液など）のない慢性経過の高Na血症の患者の場合、細胞内外の水分移動に関して脳細胞内での有機物産生による代償機構がはたらいていると考えられ、急激な血清Na値の改善は、細胞内への水分移動による脳浮腫のリスクがあります。したがって、前述のような高Na血症患者の治療に際しては、一般的に24時間で10mEq/L以内の補正に留めることが推奨されています。重度の高Na血症の透析患者の場合には、透析による血清Na値の過補正の可能性に注意する必要があります。

3. クロールが低値・高値の場合

　NaとClは食塩として摂取され、Na^+Cl^-のかたちで排出されることが多いため、基本的に血清中のNaとClは互いに並行して増減することが多いです（正常では、Na − Cl = 36 mEq/L）。一方、ClはNaとは独立して、クロール・重炭酸塩移動（chloride-bicarbonate shift）といわれる機序によっても規定されています[2]。この陰イオンの総和を一定範囲に保つような調節機構により、Cl^-が減少するとHCO_3^-が増加して低クロール性代謝性アルカローシスの状態となります。嘔吐や胃液吸引などで胃酸としてCl^-が失われる場合や、利尿薬投与によりCl^-が尿中に多く排泄される場合が低クロール性代謝性アルカローシスにあたります。血清Na値に比して血清Cl値が低い場合（Na − Clが40 mEq/L以上の場合[3]）には、前述の状態が存在していることが示唆されます。逆に、血清Na値に比して血清Cl値が高い場合（Na − Clが30 mEq/L以下の場合[3]）には、生理食塩液投与などによるCl^-の過剰投与や、呼吸性アルカローシスに対して代償性にHCO_3^-が減少

している場合、代謝性アシドーシスで過剰に産生された有機酸の処理のためにHCO₃⁻が消費性に減少している場合などが考えられます。

おさらい 検査&検査値理解のポイント

- 血清Na濃度の異常はもっともよく遭遇する電解質異常で、透析患者においてもその頻度は高いです。
- 血清Na濃度は水分の出納バランスを反映する指標です。低Na血症では水分の摂取過剰、高Na血症では水分の摂取不足に注意が必要です。
- 低Na血症は脳浮腫、高Na血症は脳細胞の細胞内脱水によりさまざまな神経症状を来します。
- 透析は透析液Na濃度が通常140mEq/Lのため、血清Na濃度の補正にはたらきます。ただし、低Na血症や高Na血症が重度の場合には過補正に注意が必要です。
- Clは基本的にNaと連動して増減します。Na－Cl=36 mEq/Lからの乖離が大きいときは、酸塩基平衡異常の存在が示唆されます。

◆ 引用・参考文献 ◆

1) 今井直彦編．電解質異常の診かた・考え方・動き方：緊急性の判断からはじめるFirst Aid．レジデントノート2018増刊．東京，羊土社，2018，182p．
2) 河合忠ほか編．異常値の出るメカニズム．第6版．東京，医学書院，2013，480p．
3) 熊谷直憲ほか．血清Na-Cl=36からの乖離による酸塩基平衡異常の推測が有用であった2例．日本小児腎臓病学会雑誌．30（1），2017，68-72．

聖路加国際病院腎臓内科
種本 史明（たねもと・ふみあき）

第1章 血液検査

5 カリウム（K）

何がわかる？

カリウム（K）は細胞内液の主陽イオンで、細胞外液濃度は細胞内の約35分の1です。Kを測定することで、透析前後の血中K濃度の変動がわかります。

✓ 検査頻度

月1〜2回、週はじめの透析前と透析後に実施します。

✓ 注意点

細胞外液K濃度は細胞内に比べてわずかなため、高K血症の重症度や緊急性の判定には、血清K濃度のみでなく、細胞内K濃度も反映した神経・筋症状や心電図所見のチェックが大切です。

基準値・目標値

4.0〜5.4 mEq/L

検査の目的・頻度

　カリウム（K）は、細胞内液の主陽イオンで、体全体のK量の98％以上が細胞内に、残りの1〜2％が細胞外液中に存在し、細胞内外の濃度比は約35分の1です。細胞外液中のKはナトリウム（Na）ポンプを介して能動的に細胞内へ移行します。経口摂取したKの約9割は腎臓から、残りは大腸から排泄され、アルドステロンが腎臓と大腸からのK排泄を促進します。Naポンプを介して細胞内へのKの移動を促進するのは、インスリンやアルカリ血症、β_2交感神経刺激で、高K血症の緊急治療に応用されています。

　透析患者では、腎臓からのKの排泄が障害されるため、高K血症の発症頻度が高く、神経・筋症状や不整脈（詳細は後述）をひき起こし、突然死に至ることがあります。こうした生命を脅かす重篤な高K血症の発見と、高K血症の治療効果判定のため、血清K濃度を週はじめの透析前後で、月1〜2回測定します。血清K値は、血液透析終了時が透析開始直前に比べ低下しますが、透析後にリバウンドして上昇します。このリバウンドは、透析終了直後の数時間がほかの時間帯に比べて大きく[1]、また透析開始直前の血清K値が高いほど大きい[1]ので、注意が必要です。

検査結果からわかること

　透析前後の血清K値の変動を知ることができます。しかし、細胞外液K濃度は細胞内液の約35分の1に過ぎないため、高K血症の重症度（K蓄積の程度）や緊急性を血清K濃度のみで判定してはいけません。神経・筋細胞や心筋細胞の静止膜電位は、おもに細胞内外のK濃度比に依存しているので、細胞内K濃度も反映した神経・筋症状や心電図所見のチェックが重要です。

透析患者における正常値・異常値

　透析患者では、腎臓からのK排泄障害に対し、大腸からのK排泄や細胞内へのK取り込みを増やすことでKの蓄積を防いでおり、Kの体内動態や分布は健常者と大きく異なります。こうした代償機構が抑制されれば、即座にKの蓄積が起こり致死的不整脈の原因となること、透析終了直後に一時的な低K血症を来すこと、『エビデンスに基づくCKD診療ガイドライン2018』[2]で、慢性腎臓病（chronic kidney disease；CKD）患者の総死亡や心血管病の発症を抑制するための目標血清K値として4.0 mEq/L以上、5.5 mEq/L未満が推奨されていることから、透析前の血清K値は4.0〜5.4 mEq/Lにコントロールすることが重要です。透析前の血清K濃度が5.5 mEq/Lより高い場合、高K血症と考え、原因の検索と治療を行います。

表1 ■ 透析患者の高K血症の原因 (文献3より改変)

1. 偽性高K血症
    1) 採血時の溶血
    2) 採血した血液の室温長時間放置や冷所保存
2. K排泄障害
    1) 頑固な便秘
    2) 低レニン性低アルドステロン症
    3) レニン・アンジオテンシン系阻害薬投与
    4) 陽イオン交換樹脂の内服中止
    5) 透析不足
3. 内因性・外因性K負荷
    1) 内因性K負荷（消化管出血、血管内溶血、横紋筋融解症など）
    2) 外因性K負荷（K含有量の多い食物の過剰摂取、保存血輸血、K含有製剤の過剰投与など）
4. 細胞外液へのKの移動
    1) 酸血症
    2) インスリン欠乏
    3) β遮断薬投与
    4) ジギタリス中毒
    5) 高浸透圧血症（高血糖、高浸透圧物質〈D-マンニトール、濃グリセリン、高張食塩液など〉の経静脈投与）

異常値の原因・症状・対処法

1. 異常値の原因

　高K血症の原因は一般に、偽性と真性に大別されます。真性は①細胞外液へのKの移動と、②K過剰（内因性・外因性K負荷、腎臓からのK排泄障害）に細分されます。透析患者では、腎臓からのK排泄障害に、内因性・外因性K負荷や細胞外液へのKの移動が加わることで、高K血症を発症します（表1）[3]。また、採血時の溶血などが原因で起こる偽性高K血症を、心電図検査などによって除外することが必要です。

2. 異常値の際に生じる症状

　高K血症では、血清K値の上昇の程度に応じて特徴的な神経・筋症状や心電図所見が出現します。神経・筋症状では、K値が上昇すると、まず筋肉の攣縮とビリビリ感などの異常感覚が生じます。さらに高値になると、脱力や四肢麻痺、腱反射の減弱などが出現します。心電図では、K値が上昇すると、まずテント状T波が出現し、さらに高くなると、P波の減高と、PR間隔の延長やQRS幅の増大がみられ、その後P波の消失と、QRS波とT波が融合し正弦波様となり、心室細動に移行します（図）[4]。

3. 高K血症時の対処法

　緊急治療は、高K血症の心電図所見や神経・筋症状が出現した場合に必要となり、表2の①〜④を同時に行いながら、透析の準備をします。上記の心電図所見や神経・筋症状がないときは緊急を要さないため、K摂取制限や、陽イオン交換樹脂、重炭酸ナトリウムの経口投与を行います。また、高K血症を誘発する薬剤（レニン・アンジオテンシン系阻害薬など）を中止します。
　重炭酸ナトリウムの大量投与はナトリウム負荷となるので、心不全合併例では注意が必要です。

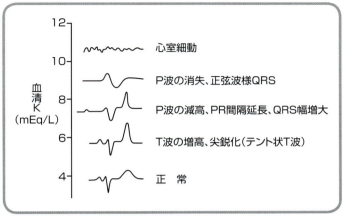

図 ■ 高K血症の心電図変化（文献4より改変）

表2 ■ 高K血症の緊急治療

治療法	投与例	作用機序	血清K値	体内K量	効果発現時間	持続時間
① グルコン酸カルシウム静注	8.5％溶液10～20mLを2mL/minの速度で静注	心筋細胞膜安定化	不変	不変	1～3分	30～60分
② インスリン+ブドウ糖静注	1）50％ブドウ糖液20mLにインスリン2～4単位を加え15分かけて静注（無尿の場合） 2）10％ブドウ糖液500mLにインスリン10単位を加え1時間かけて静注	Kの細胞内への移動	低下	不変	30～60分	4～6時間
③ 重炭酸ナトリウム静注	7％溶液1mL/kg体重または50～100mLを30分～2時間かけて静注	Kの細胞内への移動	低下	不変	5～10分	～2時間
④ 陽イオン交換樹脂注腸	陽イオン交換樹脂30～50gを微温湯100mLに懸濁し、注腸	Kの排泄除去	低下	低下	1～2時間	4～6時間
⑤ 血液透析／腹膜透析		Kの排泄除去	低下	低下	開始後数分	透析終了時まで

　インスリン製剤は、超速効型／速効型を使用し、低血糖予防のためにインスリン1単位当たりブドウ糖5g程度を併用します。無尿の透析患者では、容量負荷による溢水を予防するため、ブドウ糖含有率の低いブドウ糖液よりも50％ブドウ糖液を使用したほうがよいでしょう。陽イオン交換樹脂投与の際は下剤を併用しますが、D-ソルビトールは腸壊死や腸穿孔などの重篤な副作用があるため禁忌です。また、食事療法としては、K含有量の多い食物（生野菜、くだもの、いも類、肉、豆類、日本茶、コーヒーなど）の摂取制限や、1日1,500mg以下のK制限食の栄養指導を行います。

患者に伝えたい日常管理のポイント

　透析患者では、常時高K血症発症の危険にさらされています。透析をすればKを除去できますが、除去量には限度があります。したがって、つねにK摂取制限を行い、高K血症を起こさないことが重要です。Kは水溶性で水に溶けやすいため、野菜やいも類は水に浸したり、茹でこぼすことで3割程度Kを減らすことができます。K含有量の少ない食物でも、多く摂取すればK含有量の多い食物を摂取したのと同じになるので注意が必要です。

•おさらい 検査&検査値理解のポイント•

- Kは細胞内液の主陽イオンで、細胞外液濃度は細胞内の約35分の1です。
- 透析患者では、腎臓からのK排泄障害に、内因性・外因性K負荷や細胞外液へのKの移動が加わることで高K血症が起こり、致死的不整脈の原因となります。
- 高K血症の重症度や緊急性の判定には、血清K値に加え、心電図所見や神経・筋症状のチェックが重要です。

◆ 引用・参考文献 ◆

1) Muto, S. et al. Serum potassium handling at pre- and posthemodialysis in patients with end-stage renal disease. ASAIO J. 49 (6), 2003, 660-6.
2) 日本腎臓学会編．エビデンスに基づくCKD診療ガイドライン2018．東京，東京医学社，2018, 16.
3) 武藤重明．"高カリウム血症"．最新透析医療：先端技術との融合．新田孝作監修．大阪，医薬ジャーナル社，2016, 399-407.
4) 犬塚祥．カリウム補正の指標．救急医学．24 (4), 2000, 426-7.

日高会日高病院腎臓病治療センター副センター長
武藤 重明（むとう・しげあき）

第1章
血液検査

6 カルシウム（Ca）／リン（P）

何がわかる？

カルシウム（Ca）濃度とリン（P）濃度のコントロール状況がわかるほか、骨代謝や栄養状態、血管石灰化のリスクもわかります。また、Ca濃度、P濃度を確認することで、服薬状況を把握し、薬物治療を調整することもできます。

✓ 検査頻度

月1～2回、週はじめの透析前後に実施します。
CaやPに影響がある薬を追加・変更した場合は適宜検査を追加し、週1回程度測定することもあります。

✓ 注意点

- アルブミン値が4.0g/dL未満の場合は、補正Caを計算する必要があります。
- Ca、Pは副甲状腺ホルモン（PTH）やビタミンDの作用によって影響を受けます。

基準値・目標値

〈透析患者の適正値[1]〉
血清補正Ca：8.4～10.0mg/dL
P：3.5～6.0mg/dL

※最近では、血清補正Caは正常値内で低めのコントロールが推奨されています。
※低アルブミン血症（4.0g/dL未満）の場合、Ca濃度は以下のPayneの補正式で補正します。
　補正Ca濃度＝実測Ca濃度＋（4－アルブミン濃度）

カルシウムとは

　カルシウム（calcium；Ca）は骨の構成成分であるほかに、筋肉の収縮や神経伝達、ホルモンの放出や酵素活性の調整に関与しています。体内に約1kgのCaが存在し、その99％が骨に貯蔵されています。残りのほとんどが細胞内に存在し、細胞外には0.1％が存在しています。健常成人において1日当たり約600～700mgのCaを経口摂取し、そのうち便中に約500mgが排泄され、残りが腸管から吸収されたのちに尿中に排泄されます。

　なお、血液中のCaは約50％がイオンとして存在（イオン化Ca）し、約40％がアルブミン（albumin；Alb）などの蛋白質と結合しており（結合型Ca）、残り数％が有機酸や無機酸と結合して存在しています。このうちイオン化Caが生理活性をもちますが、Albが低下している場合（4.0g/dL未満）は、結合型Caの割合が減り、イオン化Caの割合が増えます。そのため、総Ca濃度を用いるとイオン化Ca濃度に比べ低値となることから、Payneの補正式を用いてCa濃度を補正する必要があります。

Payneの補正式：補正Ca濃度＝実測Ca濃度＋（4－Alb濃度）

リンとは

　リン（phosphorus；P）は、骨や細胞膜、DNAなどの構成成分であるほかに、細胞内のエネルギー代謝やシグナル伝達などにかかわる、生命維持に重要なミネラルです。体重の約1％を占めており、その85％が骨に、残りの約14％が細胞内に存在し、細胞外液中には約0.1％が存在します。健常成人で1日当たり約1,000mgを食事から経口摂取しており、800mgが腸管から吸収され、そのうち150mgは消化液として排泄され、650mgが尿中に排泄されます。

腎障害で異常値となるメカニズム

　腎臓は副甲状腺ホルモン（parathyroid hormone；PTH）の調整によりCaやPを尿中に排泄し、活性型ビタミンDを産生して腸管でのCa・Pの再吸収を亢進させ、骨代謝の維持に関与しています。腎機能が低下すると、活性型ビタミンDの産生低下やPの排泄障害によりPが蓄積します。腎機能障害の初期にはP蓄積に伴い線維芽細胞増殖因子23（fibroblast growth factor 23；FGF23）が合成され、Pの尿中排泄を促進しますが、さらに腎機能が低下するとPの尿中への排泄ができず高P血症となります。また、FGF23の上昇はビタミンDの活性化障害を助長し低Ca血症が出現する結果、PTHが上昇して二次性副甲状腺機能亢進症に至ります。

透析患者におけるカルシウムの管理

　透析患者におけるCaの管理目標値は、補正Ca濃度8.4～10.0mg/dL[1]に設定されています。

　長期の慢性透析患者では、P吸着薬として沈降炭酸カルシウムや活性型ビタミンD_3製剤の使用頻度が高いため、高Ca血症（補正Ca＞10.0mg/dL）を呈する症例が多くみられます。高Ca血症は、軽度の場合は無症状ですが、重度の高Ca血症では便秘や嘔気などの消化器症状や口渇、時に精神症状がみられます。また、透析患者における高Ca血症は血管石灰化を介して生命予後に影響を及ぼすことが知られており[2]、近年では正常値内で低めにコントロールすることが推奨されています[3]。高Ca血症を認めた場合は、PTH値やP値を勘案したうえで、Ca製剤（沈降炭酸カルシウム）や活性型ビタミンD_3製剤の減量や中止を検討します。

　一方で、保存期腎不全患者や透析を導入して間もない透析患者では、活性型ビタミンDの作用不足により腸管や腎臓での再吸収が低下し、低Ca血症（補正Ca≦8.0mg/dL）を来すことがあります。低Ca血症は無症状なこともありますが、有名な症状にテタニーという、親指が手のひらのほうに曲がった状態となる助産婦状手があります。そのほかに口唇周囲や手指のしびれ、こわばり、手足や腹部の筋肉の痙攣などの症状を来すこともあり、重度の場合は心電図変化（QT延長）や不整脈、精神症状などを来します。症状がある場合は、PTH値を勘案したうえでCa製剤の補充や活性型ビタミンD_3製剤の使用を考慮します。

　さらに、副甲状腺摘出術後の症例やCa低下を来す薬剤（Ca感知受容体作動薬〈レグパラ®、パーサビブ®、オルケディア®〉、デノスマブ〈プラリア®〉、ビスホスホネート製剤、カルシトニン製剤など）を使用している症例では、重度の低Ca血症を来す場合があり、Ca濃度をよく観察する必要があります。なかでも昨今では、デノスマブの投与後の重度低Ca血症に遭遇することがしばしばあります。デノスマブは透析施設以外の整形外科などで投薬されているにもかかわらず情報提供がなかったり、6ヵ月に1回の皮下注射であるため患者が透析施設に伝えない場合もあり、急激な低Ca血症を認めた場合は病歴や他院での投薬歴を確認する必要があります。

透析患者におけるリンの管理

　透析患者におけるPの管理目標値は、3.5～6.0mg/dL[1]に設定されています。

　高P血症は通常無症状ですが、慢性の高P血症は二次性副甲状腺機能亢進症の要因となり、PTHの過剰分泌により線維性骨炎を呈し骨量の低下を来します。また、高P血症は血管石灰化を介して心血管疾患や死亡リスクの増大に大きく関与することが知られています[2]。

　透析患者で高P血症を認めた場合、まずは十分な透析量の確保とP制限の食事指導が基本となります。食事管理では、乳製品や小魚、加工食品、インスタント食品、ファストフード、食品添加物にはPが多く含まれているため、そのことに留意して食事内容を見直す必要があります。食

事内容を改善するよう努力しても高P血症を認める場合は、P吸着薬の内服が必要です。P吸着薬には、Ca含有の沈降炭酸カルシウムとCa非含有の製剤があります。沈降炭酸カルシウムは安価で副作用が少ないため、処方される頻度が高いですが、高Ca血症や血管石灰化の原因となる可能性があり注意を要します。Ca非含有P吸着薬はそのようなリスクがなく、生命予後改善の報告もあり[4]、最近は使用頻度が増えています。

一方、低P血症を認めた場合は、長期の経口摂取不足による低栄養状態や過度のP制限の存在を疑い、摂食状況を確認する必要があります。

患者に伝えたい日常管理のポイント

CaとPの管理は生命予後の観点からも重要であることを伝えましょう。そのうえで、Pが高い場合、具体的な管理方法として、Pが多く含まれる乳製品や小魚、加工食品、インスタント食品、ファストフード、食品添加物は極力控えるよう指導します。また、P吸着薬を適切に服用することの必要性も伝えましょう。

おさらい 検査&検査値理解のポイント

- Caの管理目標値は血清補正Ca濃度で8.4〜10.0mg/dLとされていますが、最近では正常値内で低めのコントロールが推奨されています。
- Pの管理目標値は3.5〜6.0mg/dLです。食事管理でP濃度が下がらない場合は、リン吸着薬を使用します。
- 副甲状腺摘出術後や、Ca濃度の低下を来す薬剤（Ca感知受容体作動薬やデノスマブ）を使用した例では、重度の低Ca血症を来すことがあります。

◆ 引用・参考文献 ◆

1) 日本透析医学会. 慢性腎臓病に伴う骨・ミネラル代謝異常の診療ガイドライン. 日本透析医学会雑誌. 45 (4), 2012, 301-56.
2) Taniguchi, M. et al. Serum phosphate and calcium should be primarily and consistently controlled in prevalent hemodialysis patients. Ther. Apher. Dial. 17 (2), 2013, 221-8.
3) A Kidney Disease: Improving Global Outcomes (KDIGO) CKD-MBD Work Group. KDIGO 2017 Clinical Practice Guideline Update for the Diagnosis, Evaluation, Prevention, and Treatment of Chronic Kidney Disease: Mineral and Bone Disorder (CKD-MBD). Kidney Int. 7 (1), 2017, 1-59
4) Jamal, SA. et al. Effect of calcium-based versus non-calcium-based phosphate binders on mortality in patients with chronic kidney disease: an updated systematic review and meta-analysis. Lancet. 382 (9900), 2013, 1268-77.

欅会北八王子クリニック院長
菅野 靖司（すがの・やすじ）

東海大学医学部付属八王子病院腎内分泌代謝内科教授
角田 隆俊（かくた・たかとし）

第1章 血液検査

7 アルブミン（Alb）／総蛋白（TP）

何がわかる？

血清アルブミン（Alb）値および総蛋白（TP）値は、栄養状態の指標の一つです。血清Alb値が低いと、生命予後も悪くなります。

✓ 検査頻度

最低月に1〜2回、透析前に実施します。

✓ 注意点

溢水や脱水、炎症、肝障害などさまざまな因子の影響を受けるため、必ずしも栄養状態だけを反映しているわけではありません。

基準値・目標値

血清Alb：4.1〜5.1g/dL
血清TP：6.6〜8.1g/dL

検査の目的・頻度

　血清アルブミン（albumin；Alb）値および総蛋白（total protein；TP）値は、透析患者の栄養状態の指標の一つとして測定されます。低Alb血症は透析患者の死亡のリスク因子となることが知られており、生命予後のリスク指標としての側面もあります。月1～2回、透析前の定期採血で測定します。

検査結果からわかること

　血漿蛋白質は、Albや免疫グロブリン、補体、凝固因子、電解質やホルモンに結合する蛋白質などで構成され、Albと免疫グロブリンがその大半を占めます。Albは、経口摂取したたんぱく質をもとに肝臓で合成されます。また、さまざまな蛋白質と結合してそれらを運搬するとともに、膠質浸透圧として血管内に水分を保持するのに重要な役割を担っています。そのため血清Alb値が低下すると、血管外へ水分が移動して浮腫や胸水、腹水の原因となります。血清TP値とともにアルブミン／グロブリン比（A/G比）をみることで、Albおよび免疫グロブリンの増減を知ることができます。

　血清Alb値およびTP値は、透析患者の栄養状態が適正に保たれているかどうか、適正な透析が行われているかどうかをみる指標とされています。しかし、栄養評価としては血清Alb値単独では不十分であり、そのほかの指標と合わせて総合的な判断が必要となります。また、溢水や脱水、炎症、肝障害などさまざまな因子の影響を受けるため、データの解釈には注意を要します。

　透析患者では血清Alb値は生命予後に強く関係することが知られており、透析前の血清Alb値が3.0mg/dL未満での死亡リスクは3倍にも上るとされています[1]。栄養状態がよく十分な透析が行われているほど血清Alb値もよく、反対に経口摂取不良で透析も不十分だと尿毒症で蛋白異化が亢進して血清Alb値が低くなり、生命予後にも影響します。

透析患者における基準値

　透析患者における基準値は、血清TP値で6.6～8.1g/dL、血清Alb値で4.1～5.1g/dLとされています[2]。

異常値の原因・症状・対処法

1. 高蛋白血症

　透析患者にみられる高蛋白血症では、まず脱水の可能性を考えます。脱水では通常、血清Alb

および免疫グロブリンともに濃度が上昇するためA/G比は正常です。体重減少や口渇などがないかどうか確認します。

A/G比が低下する高蛋白血症では、免疫グロブリンの増加する疾患（多発性骨髄腫、慢性炎症性疾患、マクログロブリン血症、アミロイドーシス、肝硬変、悪性リンパ腫など）の可能性があり、精査が必要です。

2. 低蛋白血症

血清TPの約60％をAlbが占めており、低蛋白血症は低Alb血症を伴います。低Alb血症を認める場合、以下の原因が考えられます。

1) 希釈による低下

水分過剰の状態では、希釈により血清Alb値は低下します。浮腫の有無を確認したり体重を測定したりして、体液ボリュームを評価する必要があります。

2) 栄養障害

たんぱく質やエネルギーの摂取が不足すると、蛋白異化が亢進して血清Alb値が低下します。血清Alb値を栄養状態の評価として用いる場合には、プレアルブミンやコレステロール、中性脂肪などの検査値や、身体計測、経口摂取の状況などを総合的に判断する必要があります。

3) 肝障害

Albは蛋白質を材料として肝臓で生成されるため、肝臓での蛋白合成能が低下するとAlbの産生も低下します。

4) 急性・慢性炎症

炎症による消耗によって血清Alb値は低下します。透析患者では、原疾患や感染症、透析療法自体に由来する炎症などさまざまな炎症を伴う病態を合併することがあり、C反応性蛋白（c-reactive protein；CRP）や血算など炎症のマーカーと合わせて評価する必要があります。

5) 体外への喪失

自尿がある場合、蛋白尿による尿中への喪失や、腹膜透析、オンラインHDFなど透析条件によっても血清Alb値は低下することがあります。また、蛋白漏出性胃腸症のような、消化管からAlbが漏出する場合にも血清Alb値は低下します。

6) 血管内外のアルブミン分布

とくに全身状態の悪い患者では、血管透過性亢進によるAlbの漏出により血清Alb値が低下することもあります。

7) その他

透析患者では、代謝性アシドーシスや二次性副甲状腺機能亢進症、尿毒症物質などにより蛋白異化が亢進するため、十分な透析が行われていないと低Alb血症が続きます。

患者に伝えたい日常管理のポイント

1. 栄養不足の解消

　Alb合成の材料となるたんぱく質だけでなく、合成に必要なエネルギー源である糖質や脂質などの栄養素をバランスよく摂取する必要があります。

　高齢者では、十分な食事摂取を促しても食べられない患者も多く、嗜好に合わせた食事や栄養補助食品の積極的な利用、家族や介護者への栄養指導なども考える必要があります。

2. 体調管理

　尿毒症は蛋白異化の亢進をもたらすため、十分な透析によって体内の過剰な水分と尿素窒素などの老廃物を可能な限り除くことが大切です。インフルエンザなどの感染症や胃腸疾患に注意して、体調の維持に努めるよう指導しましょう。

・おさらい　検査&検査値理解のポイント・

- 血清Alb値およびTP値は、栄養状態の指標の一つです。
- 血清Alb値が低いと生命予後が悪くなります。
- 血清Alb値およびTP値は、さまざまな因子の影響を受けるため、ほかの検査値や指標を併用して総合的に判断する必要があります。

◆ 引用・参考文献 ◆

1) 日本透析医学会統計調査委員会．"透析処方関連指標と生命予後"．図説 わが国の慢性透析療法の現況（2009年12月31日現在）．東京，日本透析医学会，2009，69．
2) 奥村伸生ほか編．臨床検査法提要．改訂第34版．金井正光監修．東京，金原出版，2015，1972p．

市立ひらかた病院小児科副部長
白数 明彦（しらす・あきひこ）

大阪医科大学小児科講師
芦田 明（あしだ・あきら）

第1章 血液検査

8 ヘモグロビン（Hb）／ヘマトクリット（Ht）

何がわかる？

貧血は、血液単位容積中のヘモグロビン（Hb）が減少した状態と定義されます。Hb値を測定することで、貧血の有無や程度がわかります。以前は貧血の評価にヘマトクリット（Ht）値も用いられていましたが、現在はHb値が主として用いられています。

✓ 検査頻度

血液透析患者では、月1〜2回、週はじめの透析前にHb値を測定します。可能であれば、月に1回程度は透析後にも測定します。腹膜透析患者では、受診ごと（月1〜2回）にHb値を測定します。

✓ 注意点

採血時の体位や日内変動、食事（飲水）の状況などがHb値に影響する可能性があります。臥位では、立位や坐位に比べて血液希釈が起こりやすく、低値となります。なお、入室直後の坐位と臥位後約10分後の検討では、臥位採血のHb値は坐位時の94.4％であったとの報告[1]があります。

基準値・目標値

血液透析患者（仰臥位採血）：
　　　　10g/dL以上12g/dL未満
腹膜透析患者：11g/dL以上13g/dL未満

※いずれも成人での目標値。

検査の目的・頻度

　貧血の指標として、赤血球数、ヘモグロビン（hemoglobin；Hb）値、ヘマトクリット（hematocrit；Ht）値があり、通常はこれら3つを同時に測定します。その理由として、平均赤血球容積（mean corpuscular volume；MCV）、平均赤血球ヘモグロビン量（mean corpuscular hemoglobin；MCH）、平均赤血球ヘモグロビン濃度（mean corpuscular hemoglobin concentration；MCHC）などの赤血球恒数を求めることができ、貧血の原因を推定するのに役立つことが挙げられます。

　検査頻度は、血液透析患者の場合、月1～2回、週はじめの透析前にHb値を測定し、可能であれば、月に1回程度は透析後にも測定します。また、腹膜透析患者の場合、月1～2回の受診ごとに採血します。以前は貧血の評価にHt値も用いられていましたが、自動分析機による検査では赤血球数、Hb値、MCVが実測値であり、Ht値は計算によって求められていることやHtは安定性が悪いことなどより、現在ではHb値が主として用いられるようになりました。一つの目安として、Hb値（g/dL）はHt値（％）の3分の1に相当すると考えられます。

検査結果からわかること

　赤血球数、Hb値、Ht値を測定し赤血球恒数を求めることで、末梢の血液中の赤血球の増減がわかります。赤血球が多い場合は多血症や血液濃縮を、赤血球が少ない場合は貧血や出血を考えます。

1. 平均赤血球容積（MCV）

　MCV（単位：fL）は赤血球1個の平均容積を示し、Ht値（％）÷赤血球数（$10^6/mm^3$）×10で求められます。MCVが81～100fLであれば正球性貧血、80fL以下であれば小球性貧血、101fL以上であれば大球性貧血と呼びます。

2. 平均赤血球ヘモグロビン量（MCH）

　MCH（単位：pg）は赤血球1個に含まれるHb量を示し、Hb（g/dL）÷赤血球数（$10^6/mm^3$）×10で求められます。

3. 平均赤血球ヘモグロビン濃度（MCHC）

　MCHC（単位：％）は赤血球体積に対するHbの割合を示し、Hb（g/dL）÷Ht（％）×100で求められます。MCHCが31～35％であれば正色素性貧血、30％以下であれば低色素性貧血と呼びます。

　一般的には、これらのデータを基に小球性低色素性貧血、正球性正色素性貧血、大球性正色素性貧血などの形態学的分類を行い、貧血の病態をあきらかにしていきます。

透析患者における正常値・異常値

　貧血があると、各臓器が低酸素状態となります。この低酸素状態を改善させるために、心拍出量が増加します（高心拍出性）。長時間この状態が続くと、左室肥大を呈するようになり、心不全が起こりやすくなります。

　赤血球造血刺激因子製剤（erythropoiesis stimulating agent；ESA）による貧血改善効果は、これらの左室肥大を退縮させることが報告[3]されています。その一方で、うっ血性心不全または虚血性心疾患を合併した血液透析患者1,233名を対象として、Ht値を正常にすることで生命予後が改善するかどうかを検討した研究[4]が行われました。この研究の中間解析にて、正常Ht群（Ht値を42％に維持）は、低Ht群（Ht値を30％に維持）に比べて心筋梗塞や死亡例が多いことがあきらかになり、血液透析患者において貧血を正常域まで改善させることの危険性が疑われるようになりました。

　以上のように、透析患者における貧血管理には至適な範囲があります。その指針として、2004年に日本透析医学会より『慢性血液透析患者における腎性貧血治療のガイドライン』[1]が提示され、以後、2008年と2015年に改訂されています。2015年のガイドライン[2]では、成人の血液透析患者の場合、維持すべき目標Hb値は週はじめの透析前採血で10g/dL以上12g/dL未満、また成人の腹膜透析患者の場合、維持すべき目標Hb値は11g/dL以上13g/dL未満と示されています。

貧血の鑑別方法と治療法

1. 貧血の鑑別

　腎機能正常者では、貧血の鑑別として、先述した赤血球恒数による形態学的分類は非常に有効です。しかし、透析患者を含めた腎機能低下者での貧血はさまざまな要因が関与しており、腎機能正常者と同様に評価を行うことは困難です。そのため、**表1**の内容から貧血を来す原因を鑑別します（**図**）[2]。透析患者の場合、エリスロポエチン（erythropoietin；EPO）濃度を測定する必要はありませんが、鉄欠乏性貧血の除外が重要となります。

　先述の2015年のガイドライン[2]では、成人の血液透析患者の場合、複数回の検査でHb値10g/

表1 ■ 貧血を来す原因を鑑別する際に確認すべきこと（文献2より作成）

- 薬剤性の除外を行う
- 白血球や血小板の低下の有無を確認する（血液疾患の可能性を除外する）
- MCVによる貧血の鑑別を行う
- 網状赤血球の増加の有無（溶血性貧血や出血の存在）を確認する
- 血中EPO濃度を測定する

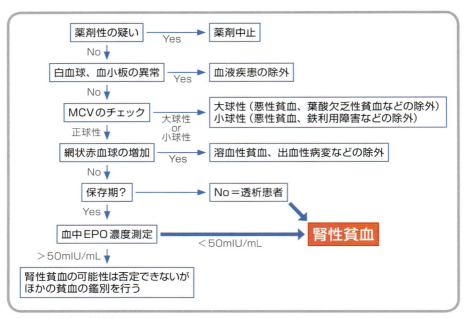

図■血液疾患の鑑別（文献2より改変）

表2■透析患者で鉄補充療法を開始する基準（文献2より作成）
- ESAも鉄剤も投与されておらず、目標Hb値が維持できない患者において、血清フェリチン値が50ng/mL未満の場合、ESA投与に先行した鉄補充療法を提案する
- ESA投与下で目標Hb値が維持できない患者において、血清フェリチン値が100ng/mL未満かつトランスフェリン飽和度（transferrin saturation；TSAT）が20％未満の場合、鉄補充療法を推奨する

dL未満となった時点で腎性貧血治療の開始を推奨しています。また、成人の腹膜透析患者の場合、複数回の検査でHb値11g/dL未満となった時点で腎性貧血治療を開始することが提案されています。

2. 治療方法

透析患者では、**表2**の場合に鉄補充療法を開始します。また、鉄の存在下（**表2**に示す鉄欠乏のない状態）では、ESAが使用されます。現在、わが国で市販されているESAには、エポエチンアルファ（エスポー®）、エポエチンベータ（エポジン®）、ダルベポエチンアルファ（ネスプ®）、エポエチンカッパ（エポエチンアルファBS）、エポエチンベータペゴル（ミルセラ®）があり、短時間作用型（エポエチンアルファ、エポエチンベータ、エポエチンカッパ）と長時間作用型（ダルベポエチンアルファ、エポエチンベータペゴル）に分類されます。これらは通院間隔により使い分けを行うことが多く、血液透析患者は週に3回通院するため、両者とも使用することができます。その一方、腹膜透析患者では通院間隔が2～4週間以上となるため、長時間作用型が選択されることが多いです。

患者に伝えたい日常管理のポイント

　貧血でもっとも多く生じやすい症状は、動悸や息切れなどの心不全症状です。これらの症状が出現したときは医療スタッフに声をかけるよう、日ごろから患者に伝えておきましょう。また、便の色が急に黒くなるなどいつもと違うときも、医療スタッフに声をかけるよう説明しておきます。服用している薬の副作用で便が黒くなるときもありますが、消化管出血なども疑われます。

おさらい 検査&検査値理解のポイント

- 透析患者では、ガイドラインで示されている目標Hb値を維持しましょう。
- 貧血の増悪にはさまざまな因子が関与するため、安易にESAや鉄剤を投与しないようにしましょう。
- 検査値のみならず、患者の顔色や透析開始時の回路内の血液の色なども確認するなどして、日ごろから患者を観察することが重要です。

引用・参考文献

1) 日本透析医学会. 2004年版 慢性血液透析患者における腎性貧血治療のガイドライン. 日本透析医学会雑誌. 37 (9), 2004, 1737-63.
2) 日本透析医学会. 2015年版 慢性腎臓病患者における腎性貧血治療のガイドライン. 日本透析医学会雑誌. 49 (2), 2016, 89-158.
3) Parfrey, PS. et al. Erythropoietin therapy and left ventricular mass index in CKD and ESRD patients: a meta-analysis. Clin. J. Am. Soc. Nephrol. 4 (4), 2009, 755-62.
4) Besarab, A. et al. The effects of normal as compared with low hematocrit values in patients with cardiac disease who are receiving hemodialysis and epoetin. N. Engl. J. Med. 339 (9), 1998, 584-90.

岩手医科大学泌尿器科学講座腎・血液浄化療法学分野教授
阿部 貴弥(あべ・たかや)

第1章 血液検査

9 網状赤血球／平均赤血球容積（MCV）

何がわかる？

網状赤血球は、成熟赤血球になる直前の赤血球であり、その増減は骨髄での赤血球造血の指標となります。平均赤血球容積（MCV）は、赤血球1個の体積を示し、貧血の鑑別に有用です。

✓ 検査頻度

網状赤血球は月1～2回測定します。MCVは貧血検査ごとに実施し、血算検査時に自動的に測定されます。

✓ 注意点

- 網状赤血球は、割合と絶対数の両方で判断します。割合が正常でも、絶対数では低下していることがあります。割合の場合、単位に注意が必要です。
- MCVは、鉄利用障害で低値、腎性貧血で正常～高値となります。透析患者では両者が影響します。

基準値・目標値

網状赤血球：〈割合〉0.2～2.6％
　　　　　〈絶対数〉基準値未確定
MCV：男性82.7～101.6fL、女性79.0～100.0fL
　　　（男女ともおよそ80～100fL）

※網状赤血球割合は、検査機関によって基準値が微妙に異なるため確認が必要です。

検査の目的・頻度

　網状赤血球は、骨髄から末梢血に出てきたばかりの幼若な赤血球のことです。末梢血中の網状赤血球は1～2日程度で完全な成熟赤血球になります。造血の程度は本来骨髄検査を行って判定すべきですが、網状赤血球は骨髄での赤血球造血が亢進すると増加し、低下すると減少するため、これを測定することで骨髄での赤血球造血を間接的に推定することができます。このため、網状赤血球検査は貧血症例では透析患者に限らずかならず測定する重要な検査となっており、貧血の鑑別や治療反応性の判定に用いられます。

　検査報告書では、網状赤血球は赤血球数に対する割合で報告されます。割合は百分率（％：パーセント）あるいは千分率（‰：パーミル）で記載されるため、使用単位に注意が必要です。網状赤血球の絶対数は、赤血球数×網状赤血球割合で計算されます。網状赤血球は本来絶対数で判定すべきですが、赤血球数・網状赤血球割合ともに基準値に幅があるため、絶対数の正常値は明確には規定されていません。基準値はおよそ5万～10万程度と想定されますが、網状赤血球数の増減は割合も考慮して総合的に判断する必要があります。

　平均赤血球容積（mean corpuscular volume；MCV）は、赤血球1個当たりの体積を示します。貧血の場合、原因によって赤血球の大きさが変化するため、MCVは貧血の鑑別に役立ちます。

　網状赤血球は月1～2回程度、MCVは血算測定の際、同時に計測されます。

検査結果からわかることと判定時の注意点

　網状赤血球を調べることで、骨髄における赤血球造血の程度を知ることができます。網状赤血球数は骨髄における赤血球産生が低下すると減少し、逆に造血が亢進すると増加します。網状赤血球数の異常はヘモグロビン値の異常（貧血）といっしょに考える必要があり、貧血があって網状赤血球数が低下していれば「赤血球産生の低下」のためにヘモグロビンが低下したことがわかります。一方、貧血があるのに網状赤血球数が増加している場合は、出血や溶血で赤血球が失われ、骨髄は「代償的な造血亢進」の状態であることがわかります。つまり、網状赤血球を測定することにより、貧血の原因が推定できます。また、網状赤血球数は貧血の治療が行われて骨髄での赤血球造血が回復するときにも増加します。この場合、網状赤血球数はヘモグロビンの回復に先立って増加し、赤血球回復の指標として用いることができます。

　なお、網状赤血球の判定では割合と絶対数の双方に注目します。割合と絶対数は並行して増減することが多いですが、腎性貧血の場合、網状赤血球割合は正常範囲内でも赤血球数が少ないため、絶対数は5万未満などあきらかに低下していることがあり注意が必要です。この場合、網状赤血球数は正常ではなく低下と判断されます。絶対数の基準値は決まっていませんが、基準値付近から大幅に外れた「あきらかな低下」は判定可能です。

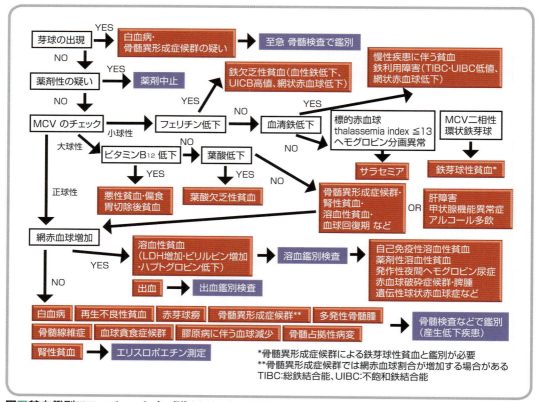

図■貧血鑑別フローチャート（一例）（文献1より改変）

貧血症例では、MCVと網状赤血球数が鑑別の手がかりになる。エリスロポエチン産生低下が原因の腎性貧血では、MCVは正常～軽度増加となり、網状赤血球の増加は認められない。鉄利用障害（慢性疾患に伴う貧血）が同時に関与する場合には、MCVはやや低値になる可能性がある。血液疾患が否定できない場合は、さまざまな疾患が鑑別対象となるため、骨髄検査を考慮する必要がある。

　一方、MCVも貧血の鑑別に有用です。MCVが低値・正常値・高値の貧血は、それぞれ小球性貧血・正球性貧血・大球性貧血と呼ばれますが、小球性貧血はおもに鉄欠乏などヘモグロビン合成の障害の際にみられます。大球性貧血はビタミンB_{12}欠乏や葉酸欠乏が代表的です。エリスロポエチン低下に伴う腎性貧血の場合、典型例では正球性から軽度の大球性貧血となります。

　貧血鑑別のフローチャートを図[1]に示します。

異常値の原因・対処法

　透析患者では、貧血とともに網状赤血球数の低下が認められます。網状赤血球割合は基準値内に留まる可能性がありますが、通常、絶対数は低下します。これは骨髄での赤血球産生低下を示しており、鉄利用障害（慢性疾患に伴う貧血）、エリスロポエチン産生障害（腎性貧血）がおもな

原因とされています。そして、鉄利用障害と腎性貧血の両方が関係することから、MCVは低下と上昇の両方の影響を受け、症例によってMCVは低値から軽度高値まで異なった値になります。透析患者において、もしMCVが低値であれば何らかの鉄利用障害が、MCVが正常〜高値であれば腎臓でのエリスロポエチン産生低下（腎性貧血）などが貧血の主体と想定されます。

　網状赤血球数低下が治療の直接的な対象になることはなく、治療は貧血に対して行われます。治療が奏効すればヘモグロビンが増加しますが、その際に網状赤血球も増加します。

おさらい 検査&検査値理解のポイント

- 網状赤血球は骨髄から出てきたばかりの未熟な赤血球のことであり、その増減は骨髄での赤血球造血を反映します。
- MCVは平均赤血球容積のことで、赤血球1個当たりの体積を示します。
- 網状赤血球とMCVはどちらも貧血疾患の鑑別に有用です。
- 貧血を来した透析患者では、通常、網状赤血球数は低下し、MCVは低値〜軽度高値を示します。
- 治療に反応して貧血が改善すると、網状赤血球も増加します。

◆引用・参考文献◆

1) 日本透析医学会．2015年版 慢性腎臓病患者における腎性貧血治療のガイドライン．日本透析医学会雑誌．49(2), 2016, 89-158.

北里大学血液内科教授
鈴木 隆浩（すずき・たかひろ）

第1章

血液検査

血清フェリチン値／トランスフェリン飽和度（TSAT）

何がわかる？

透析患者における貧血治療では、赤血球造血刺激因子製剤（ESA）が使用されますが、血清フェリチン値およびトランスフェリン飽和度（TSAT）を知ることで、鉄動態を評価できます。

✓ 検査頻度

鉄剤投与患者では1ヵ月ごと、鉄剤非投与患者では3ヵ月ごとに実施します。

✓ 注意点

血液透析患者に対する過剰な鉄補充療法は、心血管イベントリスクを上昇させる可能性が報告されており、鉄補充療法中の患者では血清フェリチン値が300ng/mL以上とならないように注意します。

基準値・目標値

〈鉄補充療法の開始基準〉[1]
- ESA未投与で目標ヘモグロビン（Hb）値未満の患者：血清フェリチン値が50ng/mL未満でESAに先行した投与を提案。
- ESA投与中で目標Hb値未満の患者：①血清フェリチン値が100ng/mL未満かつTSAT20％未満で投与を推奨。②鉄利用が低下する病態が認められず、血清フェリチン値が100ng/mL未満、またはTSAT20％未満で投与を提案。
- 血清フェリチン値が300ng/mL以上となる鉄補充療法は推奨しない。

鉄動態の指標

　鉄は赤血球造血などに必要な微量金属で、健常者の生体内には約3,000～5,000mgの鉄が存在し、その3分の2はヘモグロビン（hemoglobin；Hb）鉄で、肝臓や網内系の貯蔵鉄は約1,000mg程度とされています。血清鉄はすべてトランスフェリンと呼ばれる蛋白質と結合しており、トランスフェリンの総量を総鉄結合能（total iron binding capacity；TIBC）、血清鉄と結合していないトランスフェリンを不飽和鉄結合能（unsaturated iron binding capacity；UIBC）と称します。TIBCは血清鉄とUIBCの和であり、それぞれ体内の鉄動態の指標となります。加えて、TIBCのなかで鉄と結合している割合をトランスフェリン飽和度（transferrin saturation；TSAT）と称し、こちらも鉄動態の指標として用いられています。

　フェリチンはほとんどすべての細胞内に存在する鉄結合蛋白質で、結合することで鉄を無毒化するとともに、細胞内に鉄を保存する役割があります。加えて、肝臓や脾臓などの網内系細胞では、血清鉄が低下した際の鉄供給源となります。フェリチンの発現は細胞内の鉄の過不足により制御されており、体内の鉄が増加すると産生が亢進し、減少すると低下します。血清フェリチン値は、このような細胞内から産生されたフェリチンが一部血液に流出しているのを測定しているため、血清フェリチン値は細胞内の貯蔵鉄の状態の指標とされています。

　生体内において鉄を能動的に排泄する機構は存在せず、汗や粘膜、上皮細胞の剝離から少量が喪失するのみで、1日に失われる鉄はごく少量です。人はこの喪失量に相当するごく少量の鉄を食事から吸収し定常状態に保っており、1日の鉄のイン・アウトは1～2mg程度とされています[2]。そのため、消化管出血や女性における過多月経となる病態などが存在する場合、そのバランスは負に傾くため、容易に鉄欠乏状態となります。

検査の目的・頻度

　透析患者においては慢性炎症の状況下にあり、インターロイキン-6（Interleukin-6；IL-6）などの炎症性サイトカインの慢性的な上昇が認められ[3]、それに誘導されたヘプシジン値の上昇が起こります。このヘプシジンは細胞内から血液中への鉄放出を抑制するペプチドホルモンであり、その増加に伴い血清鉄の低下と血清フェリチン値の上昇がひき起こされます。加えて、透析患者では週3回の血液透析における血液回路内の残血や、定期的な採血などで1ヵ月に20～30mg程度の鉄分を喪失しているといわれています[4]。以上のことから、透析患者では一般的に血清鉄は低値になりやすい状態であり、それに伴ってひき起こされる貧血などを予防するうえで、定期的な鉄動態のチェックと必要に応じた鉄補充療法が重要と考えられます。

　2015年に日本透析医学会が策定した『2015年版 慢性腎臓病患者における腎性貧血治療のガイドライン』[1]においても、定期的な鉄動態の評価が推奨されています。評価項目として血清フェ

リチン値とTSATの2つが挙げられており、鉄欠乏状態を早期に発見するため、鉄投与患者では1ヵ月ごと、非投与患者でも3ヵ月ごとの鉄評価を推奨しています。血清フェリチン値は最終鉄剤投与から約1週間後に最大値となり、その後急速に低下した後に2～3週くらいからは緩やかに下降していきます。そのため、最終投与から1週間の間隔をあけて採血をする必要があります[5]。

検査結果からわかること

鉄欠乏や鉄過剰の診断基準は、いまだ明確ではありません。血清フェリチン値についてはさまざまな要因で変動を示しますが、低値であれば鉄欠乏と診断できます。しかし、高値を示す場合には、炎症性疾患・感染症・肝疾患・悪性腫瘍など、鉄の利用障害をひき起こすような病態を考えなければなりません。このような病態に伴う貧血を慢性疾患に伴う貧血（anemia of chronic disease；ACD）と呼び、ヘプシジン高値による機能的鉄欠乏が強く影響しています。寿命を終えた赤血球は網内系細胞に吸収され、新たな赤血球が造血される過程で鉄は網内系細胞から放出されますが、ACDではヘプシジンがこの放出を抑制するので、血清鉄は低下、血清フェリチン値は上昇し、鉄欠乏性貧血と同様に正球性貧血から小球性貧血を呈します。そのため鉄欠乏状態にもかかわらず、ヘプシジンの影響を受けて血清フェリチン値が正常～高値を示す場合があり、注意が必要です。また、Maruyamaら[6]は、わが国の慢性透析患者191,902例を対象とした研究で、血清フェリチン値の高値が心血管イベントによる死亡率、感染症による死亡率、全死亡率の増加と関連があることを報告しています。

TSATについても栄養状態や炎症などの影響を受けて、トランスフェリンの変動が認められるため、鉄欠乏の絶対的な指標とはいえませんが、赤血球造血刺激因子製剤（erythropoiesis stimulating agent；ESA）への低反応性を推定する指標として、血清フェリチン値よりも有用であることが報告されています[7]。鉄欠乏状態では、ESA低反応性を示すことが知られており[8]、さらにESAの過剰投与における心血管イベントの増加、血圧上昇、血栓塞栓症、赤芽球癆などの副作用の報告も認められています[9]。そのため、鉄欠乏状態である場合には安易にESAを増量するのではなく、適切な体内の鉄を維持するための鉄補充療法が推奨されています。

透析患者における正常値・異常値

血清フェリチン値とTSATの評価については、ESAを投与しているかどうかによって異なります。ESAが投与されていない場合、目標Hb値が維持できない透析患者において、わが国のガイドライン[1]では血清フェリチン値50ng/mL未満を基準にESA投与に先行した鉄補充療法を提案しています。ESAがすでに投与されていれば、血清フェリチン値100ng/mL未満かつTSAT20％未満の場合に鉄補充療法を推奨しています。さらに、鉄利用率が低下する病態が認められず、血

清フェリチン値100ng/mL未満もしくはTSAT20％未満のいずれか1つを満たす場合には、鉄補充療法を提案しています。

異常値の原因・症状・対処法

血液透析患者が鉄欠乏状態となる原因としては、前述のとおり透析操作に由来する失血や血液回路内の残血、採血などで健常者より多く失血する状況にあるうえに、消化管出血などの出血性疾患の合併が多いことも挙げられます。そのほか鉄吸収の補助となるビタミンCなどの栄養素が不足していることや、ヘプシジン高値に伴う腸管からの鉄吸収の抑制も鉄欠乏状態に寄与しています。

鉄補充療法については経口もしくは静注での投与方法があり、経口であれば血清フェリチン値を確認しながら100～200mg/dayで投与し、静注であれば透析終了時に40mgを週1回緩徐に投与していきます。その後、13回投与を一区切りとして血清フェリチン値が300ng/mL以上とならないように定期的に検証するとよいでしょう。

患者に伝えたい日常管理のポイント

透析患者では、絶対的あるいは機能的鉄欠乏状態となりやすく、ESAによる治療の反応性を低下させる可能性があります。したがって、鉄補充療法で過不足のない体内鉄を維持することが重要です。鉄補充療法では、鉄過剰を避けるために経口投与が望ましいですが、便秘や下痢、腹痛などの副作用や内服後の口腔内の不快感もあり、自己中断するケースもしばしばみられます。必要に応じて静注を行うなど、適切な鉄補充療法によりESA反応性を保ちつつ、目標Hb値を維持することが重要です。

おさらい 検査&検査値理解のポイント

- 血清鉄が低下する原因については、血清フェリチン値も低下している絶対的鉄欠乏状態と、慢性炎症などに伴うヘプシジン上昇により鉄利用が阻害されている機能的鉄欠乏状態の2つが存在するため、鑑別が重要です。
- 絶対的鉄欠乏状態では、鉄補充療法がESA低反応性の貧血を改善する可能性があります。ただし、血清フェリチン値が300ng/mLを超えないように注意します。

◆引用・参考文献◆

1) 日本透析医学会. 2015年版 慢性腎臓病患者における腎性貧血治療のガイドライン. 日本透析医学会雑誌. 49 (2), 2016, 89-158.
2) 張替秀郎. 鉄代謝と鉄欠乏性貧血：最近の知見. 日本内科学会雑誌. 104 (7), 2015, 1383-8.
3) Babitt, JL. et al. Molecular mechanisms of hepcidin regulation：implications for the anemia of CKD. Am. J. Kidney Dis. 55 (4), 2010, 726-41.
4) Sargent, JA. et al. Iron Requirements in Hemodialysis. Blood. Purif. 22 (1), 2004, 112-23.
5) Moist, LM. et al. Canadian Society of Nephrology commentary on the 2012 KDIGO Clinical Practice Guideline for Anemia in CKD. Am. J. Kidney Dis. 62 (5), 2013, 860-73.
6) Maruyama, Y. et al. The Different Association between Serum Ferritin and Mortality in Hemodialysis and Peritoneal Dialysis Patients Using Japanese Nationwide Dialysis Registry. PLoS. One. 10 (11), 2015, e0143430.
7) Hamano, T. et al. Thresholds of iron markers for iron deficiency erythropoiesis-finding of the Japanese nationwide dialysis registry. Kidney Int. Suppl. 5 (1), 2015, 23-32.
8) Hauber, B. et al. Hemodialysis patients' preferences for the management of anemia. BMC. Nephrol. 18, 2017, 253.
9) 草野英二ほか. 透析療法における血液学的問題：エリスロポエチン使用と高血圧. 臨牀透析. 14 (8), 1998, 1139-48.

東京慈恵会医科大学腎臓・高血圧内科
嵯峨﨑 誠（さがさき・まこと）

同腎臓・高血圧内科講師／診療医長
丸山 之雄（まるやま・ゆきお）

同腎臓・高血圧内科
山本 裕康（やまもと・ひろやす）

第1章
血液検査

11 血中エリスロポエチン（EPO）

何がわかる？

エリスロポエチン（EPO）の血中濃度がわかります。腎性貧血とそのほかの血液疾患を鑑別する際の検査の一つとして用いられることがあります。

検査頻度

重度の慢性腎不全患者または赤血球造血刺激因子製剤（ESA）投与前の透析患者における、腎性貧血診断時に測定します。

注意点

腎性貧血時の血中EPO濃度は、必ずしも基準値以下ではありません。

基準値・目標値

4.2〜23.7mIU/mL（CLEIA法）

※ SRL[1]、BML[2] などの検査受託機関で示されている基準値。

検査の目的・頻度

　エリスロポエチン（erythropoietin；EPO）は、骨髄での赤血球造血を刺激する分子量34,000Da、165個のアミノ酸からなる糖蛋白性の造血ホルモンであり、赤血球の産生をコントロールしています。胎生期には腎臓と肝臓で産生されますが、出生後はほとんど腎臓で産生されます。

　通常、貧血になると腎臓からEPOの分泌が増加し、骨髄での赤血球造血が亢進します。腎性貧血とは、腎臓においてヘモグロビン（hemoglobin；Hb）の低下に見合った十分量のEPOが産生されないことによってひき起こされる貧血であり、貧血の主因が腎障害（慢性腎臓病〈chronic kidney disease；CKD〉）以外に求められないものを指します。保存期CKD患者では、血中EPO濃度の測定が診断に有用なことがあります。

検査結果からわかること

　血中EPO濃度は、前述のように貧血やその他の要因の影響を受けるため、血中EPO濃度の高値・低値のみで腎性貧血を評価することはできません。図[3]に示すように貧血時のHb値に対するEPO上昇度には、疾患により差があります。基準値以上を示すにもかかわらず貧血を伴う病態には、鉄欠乏性貧血や再生不良性貧血、骨髄異形成症候群などがあります。基準値～基準値以下を示し貧血を伴う病態には、腎性貧血や感染症・悪性腫瘍・膠原病などの慢性疾患があります。

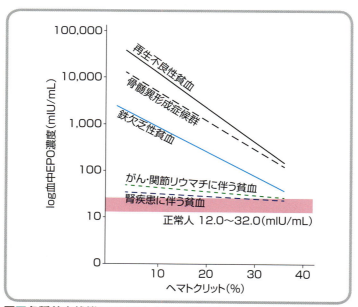

図 ■ 各種貧血状態における血中EPO濃度とヘマトクリット値との関係
（文献3より）

一方、多血症の場合、血液・腫瘍疾患である真性多血症では血中EPO濃度の上昇はありませんが、二次性多血症（心・肺疾患などによる低酸素血症や悪性腫瘍によるもの）では血中EPO濃度は高値を示します。

透析患者における正常値・異常値

　腎性貧血では貧血の程度にかかわらず、血中EPO濃度が基準値範囲内にあることが多く、Hb濃度とEPO濃度の相関がみられないことが多くあります。このため、腎機能の廃絶した透析患者の腎性貧血の診断には血中EPO濃度は必ずしも必要ではありません。日本透析医学会の『2015年版 慢性腎臓病患者における腎性貧血治療のガイドライン』[4]では、CKD患者においてはHb値10g/dL未満の貧血があって血中EPO濃度が50mIU/mL未満であれば、腎性貧血として矛盾しないとしています。

患者に伝えたい日常管理のポイント

　とくに日常管理として伝えることはありませんが、貧血が疑われるような症状が現れた際には、医療者に言うよう伝えておくとよいでしょう。

おさらい 検査&検査値理解のポイント

- 腎性貧血時の血中EPO濃度は、必ずしも基準値以下ではありません。
- 血中EPO濃度だけで貧血と診断することはできません。
- 腎性貧血では貧血の程度にかかわらず、血中EPO濃度が基準値範囲内にあることが多いです。そのため、腎機能の廃絶した透析患者の腎性貧血の診断には、血中EPO濃度は必ずしも必要ではありません。

◆ 引用・参考文献 ◆

1) SRL総合検査案内．エリスロポエチン，（http://test-guide.srl.info/hachioji/test/detail/004760602）．
2) BML．エリスロポエチン（EPO），（http://uwb01.bml.co.jp/kensa/search/detail/3802498）．
3) 平嶋邦猛．"新たな臨床応用へのアプローチ"．エリスロポエチンのすべて．東京，メディカルレビュー社，2006，193-213．
4) 日本透析医学会．腎性貧血の診断．日本透析医学会雑誌．49（2），2016，109-13．

九州大学病院腎・高血圧・脳血管内科助教
藤﨑 毅一郎（ふじさき・きいちろう）

第1章 血液検査

12 血糖値／ヘモグロビンA1c（HbA1c）／グリコアルブミン（GA）

何がわかる？

血糖値、ヘモグロビンA1c（HbA1c）、グリコアルブミン（GA）は、糖尿病の血糖コントロールの指標となります。

✓ 検査頻度

- 血糖値：インスリン製剤を使用中の場合は、透析開始前の随時血糖値（透析前血糖値）と透析後の随時血糖値を毎回測定します。経口血糖降下薬を使用中の場合は、透析前血糖値を週1回測定します。薬物療法をせずに血糖値が良好にコントロールされている場合、透析前血糖値を最低1ヵ月に1回測定します。
- GA：1ヵ月に1回。
- HbA1c：1ヵ月に1回。

✓ 注意点

透析患者では赤血球寿命の短縮や、エリスロポエチン製剤投与による幼若赤血球の割合の増加により、HbA1cが実際の血糖コントロールより低値となります。そのため、一般の糖尿病患者で指標とされているHbA1c値は、参考程度に用います。

基準値・目標値

随時血糖値：180〜200mg/dL未満
GA値：20％未満（心血管イベントの既往歴を有する場合や、低血糖傾向のある患者はGA値24％未満）

検査の目的・頻度

　近年、透析患者に占める糖尿病性腎症の割合が増加し（2016年末で38.8％[1]）、透析医療における糖尿病管理の重要性が増しています。血糖管理は、糖尿病の合併症である糖尿病網膜症・糖尿病神経障害などの細小血管症の進展抑制、大血管症や感染症などの合併症対策として重要であり、糖尿病関連の検査は定期的に施行する必要があります。測定頻度は、グリコアルブミン（glycated albumin；GA）は1ヵ月に1回、インスリン製剤を使用中の場合は、透析開始前の随時血糖値（透析前血糖値）と透析後の随時血糖値を毎回測定することを推奨し、経口血糖降下薬を使用中の場合は、透析前血糖値を週1回測定することが望まれます。薬物療法をせずに血糖値が良好にコントロールされている場合は、透析前血糖値を最低1ヵ月に1回は測定することが望まれます。非糖尿病患者においても、最低1年に1回は透析前血糖値およびGA値を測定することが推奨されます[2]。

検査結果からわかること

　血糖値は、血液中（血漿中）のブドウ糖（グルコース）濃度を表します。ヘモグロビンA1c（HbA1c）は、ヘモグロビンとブドウ糖が結合したものであり、過去1〜2ヵ月間の血糖状態を表します。GAはアルブミンとブドウ糖が結合したものであり、直近の2週間〜1ヵ月の血糖状態を表します。腎機能正常糖尿病患者では、糖尿病の診断や血糖コントロールを評価する指標として血糖値やHbA1cを用いますが、透析患者では赤血球寿命の短縮やエリスロポエチン製剤投与による幼若赤血球の割合の増加により、HbA1c値が実際の血糖コントロールより低値となります[3]。そのため、一般の糖尿病患者で指標とされているHbA1c値は参考程度に用います。透析患者の血糖コントロールの指標としては、透析前血糖値とGA値が推奨されています。ただし、アルブミンの半減期が短縮する病態（ネフローゼ症候群など）では、GA値が低値となる可能性があります。

透析患者における正常値・異常値

　血糖管理の指標として、GA値20％未満と随時血糖値（透析前血糖値、食後2時間血糖値）180〜200mg/dL未満を推奨し、HbA1c値は参考程度に用います。心血管イベントの既往歴を有する場合や、低血糖傾向のある患者はGA値24％未満を目標とすることが推奨されます[2]。腎機能が正常な患者と透析患者の血糖管理目標値の違いを**表**[2,4]に示します。

表■血糖管理目標値（文献2、4より作成）

	腎機能が正常な場合	血液透析患者
HbA1c	＜7.0%（合併症予防のため）※	参考程度に用いる
GA	目標値は設定されていない （基準値は11〜16%）	＜20% ＜24%：低血糖をくり返す場合や心血管イベントの既往を有する場合
血糖値	＜130mg/dL：空腹時 ＜180mg/dL：食後2時間値	＜180〜200mg/dL：透析開始前

※治療目標は年齢、罹病期間、臓器障害、低血糖の危険性、サポート体制などを考慮して個別に設定する。

異常値の原因・症状・対処法

1. 血糖値が異常値を示す原因

　高血糖の原因は糖尿病や膵疾患（膵炎、膵腫瘍など）、内分泌疾患（クッシング症候群、先端巨大症、褐色細胞腫、グルカゴノーマなど）、肝疾患、薬剤、感染症、免疫機序によるもの、遺伝的症候群などがあります。低血糖の原因は、膵疾患（インスリノーマなど）、内分泌疾患、腎不全、心不全、肝不全、飢餓、薬剤性などがあります。

2. HbA1c値が異常値を示す原因

　HbA1cの真性高値には糖尿病、真性低値には治療（医原性）や持続する低血糖、インスリノーマなどがあります。偽性高値には尿毒症や異常ヘモグロビン症、高ビリルビン血症、大量のアスピリン投与、大量のビタミンC投与などがあります。偽性低値には出血や溶血、エリスロポエチン製剤投与時、肝硬変などがあります。

3. GA値が異常値を示す原因

　GA高値には糖尿病や甲状腺機能低下症、低値には低血糖や甲状腺機能亢進症があります。偽性低値にはアルブミンの半減期が短縮する病態（ネフローゼ症候群など）、偽性高値にはアルブミンの産生が低下する病態（肝硬変など）があります。

4. 高血糖・低血糖の症状

　高血糖の症状は口渇や多飲、体重減少、易疲労感などです。低血糖の症状は発汗や不安、動悸、頻脈、手指振戦、顔面蒼白などがあり、血糖値が50mg/dL程度まで低下すると、中枢神経症状として頭痛や眼のかすみ、空腹感、眠気などを認めます。血糖値が50mg/dL以下ではさらに意識レベルの低下や痙攣などが出現し、昏睡に陥ることがあります。これらの症状には個人差があります。

5. 高血糖・低血糖の対処方法

　透析前血糖値が500mg/dL以上の高血糖の場合は、2〜4単位の超速効型インスリン製剤の皮下注射を検討します。2時間後に再度血糖値を測定して、透析中の血糖値は100〜249mg/dLを目標

とし、過度の血糖低下を起こさないように注意します。

　透析前血糖値が60mg/dL未満またはあきらかな低血糖症状がある場合には、5～10gのブドウ糖を経口摂取させます。経口摂取が不可能な場合は、50％グルコース注射液20mLを血液回路静脈側より1分間程度で注入します。以降30分～1時間おきに血糖値を測定し、血糖値が60mg/dL未満の場合には上記をくり返します。透析終了時に上記の低血糖を認めた場合にも同様の処置を行い、血糖値の上昇を確認した後に血液回路から離脱します[2]。

患者に伝えたい日常管理のポイント

　透析患者では腎機能低下に伴い、糖尿病が原疾患あるいは合併症として存在しなくても、さまざまな糖代謝異常が出現します。腎不全における糖代謝は「インスリン抵抗性」と「インスリン分解の低下」の相反する異常を認めます。インスリンの約40％は腎で代謝されるため、腎不全になるとインスリン必要量の減少や、低血糖を認めることがあります[5]。

　糖尿病透析患者においても、食事療法や運動療法を行うことが基本となりますが、DPP-4阻害薬を中心としたインクレチン関連薬や、インスリン治療を中心に血糖コントロールを行います。インスリン治療を中心に糖尿病治療を受けている透析患者では、透析日と非透析日で血糖日内変動のパターンが異なることがあり、透析後半に低血糖が起こりやすくなります。そのため透析日と非透析日でインスリン投与量を変更するなど、工夫を要することがあります。近年では、低血糖によると思われる心血管イベント発生が予後不良につながるといわれており[6]、ある程度血糖コントロールを行いながら、低血糖を回避することがもっとも重要です。

　また、合併症の早期発見や管理はとても大切なことです。眼科への定期的な受診や、末梢動脈疾患による足病変の有無の確認と評価、心疾患の有無の確認などを、定期的な検査により行う必要があります。

•おさらい 検査&検査値理解のポイント•

- 糖尿病透析患者の血糖コントロール指標としては、透析前血糖値とGA値が推奨されています。
- HbA1cは参考程度に用います。
- 糖尿病透析患者の血糖コントロールは、低血糖を起こさないことが第一で、そのうえで食後高血糖の改善を目標とします。

◆引用・参考文献◆

1) 日本透析医学会統計調査委員会."年末患者の主要原疾患の推移".図説 わが国の慢性透析療法の現況(2016年12月31日現在).東京,日本透析医学会,2017,12.
2) 日本透析医学会.血液透析患者の糖尿病治療ガイド2012.日本透析医学会雑誌.46(3),2013,311-57.
3) 岡田知也ほか.糖尿病血液透析患者におけるエリスロポエチン療法がグリコヘモグロビン値に及ぼす影響:グリコアルブミンとの関係から.日本透析医学会雑誌.40(1),2007,61-6.
4) 日本糖尿病学会編・著.糖尿病治療ガイド2018-2019.東京,文光堂,2018,128p.
5) 日本糖尿病学会編.糖尿病専門医研修ガイドブック.改訂第5版.東京,診断と治療社,2012,392p.
6) Goto, A. et al. Severe hypoglycaemia and cardiovascular disease : systematic review and meta-analysis with bias analysis. BMJ. 347, 2013, f4533.

日本大学医学部腎臓高血圧内分泌内科　　　　　　　　　　　同主任教授
堀上 友実（ほりかみ・ともみ）　　　　　　**阿部 雅紀**（あべ・まさのり）

第1章 血液検査

13 C反応性蛋白（CRP）

何がわかる？

C反応性蛋白（CRP）は何らかの炎症があると肝臓から分泌される蛋白質で、血中濃度は炎症の強さに応じて上昇します。したがって、CRPを測定することで炎症の強さを知ることができます。

検査頻度

通常、数週〜数ヵ月置きですが、高度の炎症や急性疾患時は連日測定も有用です。

注意点

- 採血検体は冷蔵または冷凍する必要があります。
- ラテックス抗体があると偽性高値となります。

基準値・目標値

0.3mg/dL 以下 [1]

生体防御に重要な物質

　生体に細菌やウイルスによる感染症、組織損傷などが起こると、局所免疫担当細胞からサイトカインが分泌され炎症が生じます。サイトカインの一つであるインターロイキン-6（IL-6）は、同時に肝細胞にも作用し、C反応性蛋白（C-reactive protein；CRP）を含む多くの生体防御蛋白質（急性期蛋白質）を増加させることが知られています（図）[2]。
　CRPは、肺炎レンサ球菌のC多糖体に結合する蛋白質として発見された、代表的な急性期蛋白質です[1,2]。多くの細菌や真菌に結合し、補体の活性化や貪食処理の促進を介して病原体の排除を促すはたらきがあり、感染初期の生体防御に重要な物質と考えられます[1,2]。

検査の目的・頻度

　CRPは炎症がはじまった数時間後から増加しはじめ、炎症の程度に応じて急速に上昇するため、血中濃度によって炎症の強さを知ることができます。ときには正常値の数百倍に達することもあります（図）[2]。しかし、さまざまな原因で上昇するため、炎症の原因を特定することはできません（表）[1]。
　検査頻度は通常、数週～数ヵ月置きですが、高度の炎症や急性疾患時は連日測定も有用です。

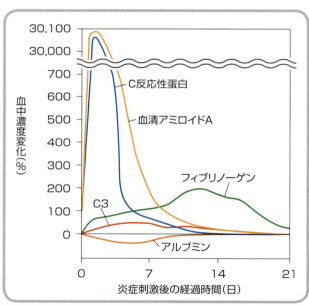

図 中等度炎症刺激後における急性期蛋白質の血中濃度変化
（文献2より）

表 CRPが高値となりうる病態および疾患（文献1より）

- 妊娠、喫煙
- 感染症（軽微なものでは基準値以下であることも多い）
- 手術・出産後
- 外傷
- 組織傷害（心筋梗塞、腎梗塞など）
- 悪性腫瘍（初期は通常正常）
- 自己免疫疾患（関節リウマチ、血管炎症候群、Behçet病、全身性エリテマトーデスなど）
- 各種炎症性疾患（急性膵炎など）

検査時の注意点

採血検体は冷蔵または冷凍する必要があります。また、多くは測定の際にラテックスを使うので、患者がラテックス抗体を有していると偽性高値を呈することがあります[1]。

検査結果からわかること

CRPの基準値は0.3mg/dL以下です[1]。CRPはウイルス感染よりも細菌感染で上昇しやすいともいわれており、10mg/dL以上の高値を呈する場合は髄膜炎や敗血症のほか重症感染症を示唆し、すみやかな精査・加療が必要です。半減期は6～19時間とされ[1]、CRP上昇の原因がなくなると比較的すみやかに低下するため、炎症の程度や治療効果を判定する指標ともなりますが、CRP値の変動には実際の炎症の程度から数時間～数日の遅れが生じます。

近年では、動脈硬化症が血管の慢性炎症として認識されるようになり、正常カットオフ値以下の軽微なCRP上昇が、動脈硬化や冠動脈疾患に関連する可能性があると指摘されています。CRPは低比重リポ蛋白（LDL）と結合して複合体を形成し、マクロファージなどによる貪食を促進させる一方で、補体活性化などにより組織を傷害し動脈硬化を進展させるともいわれます。高感度CRP（hsCRP）は慢性炎症の指標として開発され、hsCRP濃度が0.07mg/dL以下ならば慢性炎症がある可能性は低く、0.2mg/dL以上の場合は何らかの慢性炎症の存在が疑われるとされます[3]。

また、ほかに喫煙や肥満、糖尿病、脂質異常症などによりhsCRPが上昇し[3]、各種のがんや脳出血の予後との関連性も指摘されています[1]。hsCRPと総コレステロール／高比重リポ蛋白比の組み合わせが将来の心筋梗塞リスクをよく反映するとの報告や[4]、透析患者の栄養状態評価に有用とする報告もあります[5]。しかしこれらには否定的意見もあり、炎症性疾患評価以外でのCRP測定はまだ一般的ではありません[1]。

おさらい 検査&検査値理解のポイント

- CRPは感染症・組織傷害などが起こると肝臓から分泌される蛋白質です。
- 異常高値時は、重症細菌感染症の可能性があります。
- CRP値は実際の炎症から数時間～数日遅れて変動します。
- 炎症の原因は特定できません。

◆引用・参考文献 ◆

1) 堤明人ほか．"CRP"．臨床検査ガイド．2015年改訂版．東京，文光堂，2015，665-8．
2) Parham, P. "炎症性サイトカインは体温を上昇させ、さらに肝細胞を活性化することで急性期反応を起こす"．エッセンシャル免疫学．第3版．笹月健彦監訳．東京，メディカル・サイエンス・インターナショナル，2016，62-4．
3) 斎藤憲祐．生化学 高感度CRP測定法と新しい展開．Lab. Clin. Pract. 20（1），2002，10-6．
4) Ridker, PM. Evaluating novel cardiovascular risk factors : can we better predict heart attacks? Ann. Intern. Med. 130（11），1999, 933-7.
5) Mukai, H. et al. Serum albumin, inflammation, and nutrition in end-stage renal disease : C-reactive protein is needed for optimal assessment. Semin. Dial. 31（5），2018, 435-9.

仁楡会仁楡会病院副院長／泌尿器科
前野 七門（まえの・かずゆき）

第1章
血液検査

14 白血球数／血小板数

何がわかる？

白血球数や血小板数の異常は疾患特異性には乏しいですが、反応が鋭敏なので病気の発見や病勢の評価に有用です。

✓ 検査頻度

月に1〜2回、透析前に実施します。

✓ 注意点

- 白血球数や血小板数は個人差や変動が大きいので、これまでの検査値と比較することが重要です。
- 白血球数や血小板数は透析開始直後に減少することがあるので、透析開始前の検体で測定すべきです。

基準値・目標値

白血球数：3,000〜8,000/μL
血小板数：15〜20×10^4/μL

検査の目的・頻度

　透析患者の白血球数と血小板数は健常者に比して若干少ないとされています。このため、月に1～2回行われる定期検査では、抵抗力（感染や炎症）や止血機能などに異常がないかどうかをチェックします。

検査結果からわかること

　白血球数の異常は、感染や炎症などで出現することが多いですが、血液疾患や膠原病、アレルギーなどでも認められ、薬剤が関係することもあります。また、白血球数が異常である場合は白血球分画（好中球、リンパ球、好酸球などの割合）をチェックすると診断の助けとなります。透析患者での白血球分画は、好中球50～75％、リンパ球10～40％、好酸球1～6％、単球2～8％、好塩基球0～2％とされています。

　血小板数の異常は、透析や薬剤に関連する異常（体外循環による消費や活性化、ヘパリン起因性血小板減少症〈heparin-induced thrombocytopenia；HIT〉など）、血液疾患、膠原病などがあるときに出現します。採血条件によっては血小板凝集が起こり、異常低値を来すこと（偽性血小板減少症）もあるので、結果の解釈には注意が必要です。

透析患者における正常値・異常値

　白血球数は3,000～8,000/μLが基準とされており、10,000/μL以上は増多症で、3,000/μL未満は減少症です[1]。また、血小板数は15～20×10^4/μLが基準とされており、40×10^4/μL以上は増多症で、10×10^4/μL未満は減少症です[2]。

異常値の原因・症状・対処法

1. 白血球数が増加している場合

　白血球数が増加している場合は感染症であることが多いですが、ほかの原因でも増加します。透析患者では、もともとの白血球数が減少しています。そのため、白血球数は絶対数だけでなく、ふだんの白血球数と比較して相対的に評価しないと異常を見逃すことがあるので、注意が必要です。

1）好中球の増加

　好球中が増加する多くの場合は細菌感染症なので、感染源と原因菌の同定を行い、適切な抗菌薬の投与で治療します。また、悪性腫瘍や血液疾患、心筋梗塞などでも増加するので、臨床所見（理学的所見、ほかの検査所見）を細かく観察して正確に診断し、病態に応じた治療を行います。

2）リンパ球の増加

　透析患者では健常者に比してリンパ球は減少していますが、ウイルス感染症（急性期）や血液疾患（悪性リンパ腫など）ではリンパ球が増加します。適切に診断し、それぞれの病態に応じた治療を行います。

3）好酸球の増加

　薬剤や透析機材（血液回路や穿刺針など）に対するアレルギーでは、好酸球が増加します。原因となる薬剤や透析機材の中止・変更を行います。瘙痒感や皮疹、発熱が一般的な症状ですが、透析機材が原因の場合は開始時にアナフィラキシーが起こることがあるので、迅速な対応が必要です。

4）単球の増加

　透析導入期に単球の上昇がみられた場合は、結核を鑑別する必要があります。また、伝染性単核球症でも単球の増加がみられます。

2. 白血球数が減少している場合

　透析患者では健常者に比して白血球数は少なく、なかでも免疫に関係するリンパ球数が少ないとされています。このため白血球数の減少が重篤な感染症の初期徴候である場合もあるので、速やかに原因検索を行い、適切に対応すべきです。

1）好中球の減少

　ウイルス感染症や敗血症、薬剤の副作用などで好中球が減少します。好中球が著明に減少する場合は重症化することが多いので、原因となる疾患の治療（とくに感染症対策）や薬剤の中止・変更を速やかに行う必要があります。

2）リンパ球の減少

　粟粒結核や膠原病などではリンパ球が減少します。また、リンパ球減少の程度は栄養状態や予後と関連するといわれています。

3. 血小板数が増加している場合

　炎症や出血などでは反応性に血小板数が増加することがあります。また、赤血球造血刺激因子製剤（ESA）の投与で、血小板数の増加や凝集能の亢進を認めることもあります。

4. 血小板数が減少している場合

　血液疾患や薬剤、感染症（敗血症）、播種性血管内凝固症候群（DIC）などでは血小板数が減少しますが、透析に関連した血小板減少もあります。

1）体外循環に伴う血小板減少

　透析開始後1時間以内に5〜15％の低下がみられますが、透析終了時には、元のレベルに回復することがほとんどです。

2）ヘパリン起因性血小板減少症（HIT）

　HIT抗体（ヘパリンと血小板第4因子に対する抗体）の出現が原因で、血小板凝集や血小板減

少、血栓塞栓症を来します。ヘパリンの中止と抗トロンビン薬の投与で治療します。

患者に伝えたい日常管理のポイント

　白血球数や血小板数は感染症との関連が深いです。感染症は透析患者の死亡原因の第2位で、導入期に限れば第1位です[3]。そして、透析患者は健常者に比べ抵抗力が弱く、バスキュラーアクセスからの細菌の体内侵入など感染のリスクが高いので、感染予防を十分に行う必要があります。たとえば、衛生行動の実践としてうがい・手洗いを日常的に行うようにします。また、シャント肢を石けんと流水で洗浄し、皮膚の清潔を保つことも重要です。

　さらに、日ごろから自分自身の健康状態をチェックし、異常の早期発見に努めましょう。そして、体調不良があれば透析日までがまんしないで医療機関を受診します。そのほか、自分だけではなく、他人に感染させないことも重要です。透析室は集団治療の場であり、感染症が蔓延しやすい状況にあるので、咳があればマスクを着用し、発熱・下痢・嘔吐などの症状があるときは、来院前に透析施設へ連絡して指示を仰ぐようにします。また、インフルエンザワクチンや肺炎球菌ワクチンの接種を行い、自分が感染源とならないようにすることも重要です。

おさらい 検査&検査値理解のポイント

- 白血球数や血小板数は絶対数だけで評価するのではなく、これまでの値との比較を行うことが重要です。
- 白血球数や血小板数の異常は透析患者のおもな死亡原因である感染症と関連が深いので、速やかに原因を検索し、適切な治療を行う必要があります。
- 白血球数や血小板数の異常は、透析機器や使用薬剤など透析に関連して起こる場合があるので、それらに注意を向ける必要があります。

◆ 引用・参考文献 ◆

1) 足利栄仁ほか．"白血球"．透析患者の検査値の読み方．改訂第2版．黒川清監修．東京，日本メディカルセンター，2007，30-1．
2) 牧野睦月ほか．"血小板"．前掲書1），28-9．
3) 日本透析医学会統計調査委員会．図説 わが国の慢性透析療法の現況（2016年12月31日現在）．東京，日本透析医学会，2018，51p．

磐田市立総合病院副病院長／腎臓内科
古谷 隆一（ふるや・りゅういち）

第1章
血液検査

15 β₂ミクログロブリン

何がわかる？

β₂ミクログロブリンは、透析アミロイドーシスの主要構成蛋白質です。β₂ミクログロブリンを測定することで、透析効率や予後の推定が可能です。

✓ 検査頻度

3ヵ月に1回程度、最大間隔の透析前に実施します。

✓ 注意点

骨髄腫や慢性リンパ性白血病、悪性リンパ腫、単球性白血病、慢性骨髄性白血病、原発性肝臓がん、肺がん、大腸がん、乳がん、後天性免疫不全症候群（AIDS）、慢性炎症などがある場合は高値を示すため、高値の場合は悪性腫瘍や消耗性疾患の有無を確認します。

基準値・目標値

正常値：30mg/L未満
目標値：25mg/L未満

β_2ミクログロブリンとは

　β_2ミクログロブリンは、長期透析の合併症である透析アミロイドーシスの主要構成蛋白質であることから、透析療法で積極的に除去すべき尿毒症性物質です。1985年に下條らにより、主要構成蛋白質としてβ_2ミクログロブリンが同定され[1]、わが国の透析膜はβ_2ミクログロブリンを積極的に除去する方向へ進みました。しかし近年、β_2ミクログロブリンは、単に除去すべき尿毒症性物質であるというだけでなく、透析患者の予後関連因子であるという報告がみられ、HEMO研究[2]や奥野ら[3]の報告でもあるように、透析前血清β_2ミクログロブリン濃度が27.5～34mg/L以下でリスクが低下することが確認されています。したがって、β_2ミクログロブリン領域の尿毒症性物質の積極的な除去が透析療法では必須といわれています。

検査結果からわかること

　β_2ミクログロブリン濃度と透析アミロイドーシスの発症率などには相関関係がないことが知られており、また、β_2ミクログロブリンのアミロイドへの移行には個人差があることから、透析アミロイドーシスの発現には慢性炎症など他の要因が関与しているのではないかと推察されています。

　2009年末のわが国の慢性透析療法の現況[4]では、透析前血清β_2ミクログロブリン濃度を5mg/Lごとに分け、25～30mg/Lを対照として、その濃度から高いか低いかで1年間の生命予後を報告しています。性別、年齢、透析歴、および原疾患などの基礎的因子のみによる補正では、透析前血清β_2ミクログロブリン濃度が高ければ高いほど死亡リスクは増大しています。この傾向は標準化透析量（Kt/V）による補正を加えてもほとんど変化しなかったことから、この調査で認められた透析前血清β_2ミクログロブリン濃度と生命予後との関連は、小分子量物質の透析量とはほとんど無関係であることを示唆しています。一方、蛋白異化率、アルブミン濃度、総コレステロール、ボディマス指数（body mass index；BMI）、%クレアチニン産生速度などの各種栄養関連指標による補正の結果、25mg/L未満の低い血清β_2ミクログロブリン濃度で認められた死亡リスクはさらに減少し、30mg/L以上の高い血清β_2ミクログロブリン濃度で認められた高い死亡リスクも減少しています。したがって、栄養状態が良好な症例では、血清β_2ミクログロブリン濃度をさらに低下させることが生命予後を改善させることになります。

透析患者における正常値・異常値

　透析患者では、最大間隔の透析前血清値で30mg/L未満が正常値となります。目標値としては25mg/L未満を目指し、30mg/L以上は異常値になります[5]。

異常値の原因・症状・対処法

　異常値を認める場合、透析効率の悪さがいちばんの原因であり、そのほかに透析液清浄化が十分でない場合も慢性炎症をひき起こし、β_2ミクログロブリン濃度が高くなることがあります。したがって、対処法としてはまず透析液清浄化の徹底が求められ、次にβ_2ミクログロブリンの透析効率を引き上げることが重要です。β_2ミクログロブリンは分子量11,800ダルトンであり、現在の透析治療では濾過よりも拡散による除去が中心となります。拡散での除去を考えた場合、血流量を増大させることでもっとも効率よくβ_2ミクログロブリンを除去することができます。さらに、透析膜の膜面積を増大させることは拡散や内部濾過を増やすことになり、除去性能は上がります。そのほか、透析膜の選択では、β_2ミクログロブリンのクリアランスが高い透析膜を使用するほうが、β_2ミクログロブリンは積極的に除去できることになります。また、β_2ミクログロブリン吸着カラムを用いることも一つの選択肢となります。透析効率の概念から考えると、透析時間を4時間以上に増加させることも有用な方法となります。

おさらい 検査&検査値理解のポイント

- β_2ミクログロブリンは、透析アミロイドーシスの主要構成蛋白質です。
- 最大間隔の透析前血清β_2ミクログロブリン濃度は、透析患者の予後関連因子です。
- 透析患者では、最大間隔の透析前血清値30mg/L未満が正常値であり、25mg/L未満が目標値となります。

引用・参考文献

1) Gejyo, F. et al. A new form of amyloid protein associated with chronic hemodialysis was identified as beta 2-microglobulin. Biochem. Biophys. Res. Commun. 129 (3), 1985, 701-6.
2) Cheung, AK. et al. Serum beta-2 microglobulin levels predict mortality in dialysis patients: results of the HEMO study. J. Am. Soc. Nephrol. 17 (2), 2006, 546-55.
3) Okuno, S. et al. Serum beta 2-microglobulin level is a significant predictor of mortality in maintenance haemodialysis patients. Nephrol. Dial. Transplant. 24 (2), 2009, 571-7.
4) 日本透析医学会統計調査委員会．"透析処方関連指標と生命予後"．図説 わが国の慢性透析療法の現況（2009年12月31日現在）．東京，日本透析医学会，2010，84-5．
5) 日本透析医学会．維持血液透析ガイドライン：血液透析処方．日本透析医学会雑誌．46(7)，2013，587-632．

土田透析アクセスクリニック院長
土田 健司（つちだ・けんじ）

第1章 血液検査

16 α_1ミクログロブリン

何がわかる？

α_1ミクログロブリン（α_1-MG）は、肝臓で生成される分子量33kDaの低分子量蛋白質です。α_1-MGを透析前後に測定することによって、その除去率から中・大分子量溶質の透析効率がわかります。

✓ 検査頻度

血液透析濾過（HDF）施行例では1～3ヵ月に1回、血液透析（HD）施行例では半年に1回、透析前後に実施します。維持透析患者の病態が変化した際にも実施します。

✓ 注意点

透析後の値は除水による血液濃縮の影響を受けるため、ヘマトクリット（Ht）値で補正してから除去率を算出します。

基準値・目標値

健常者：9.7～19.9mg/L（ラテックス凝集法）[1]
透析患者の透析前値：115.6±13.1mg/L（私見）

※ HDFではα_1-MG除去率35%が目標値ですが、病態により異なります。
※ 透析患者の基準値は、当院で実施した調査に基づいて算出しています（n=113、2018年8月に当院にて実施）。

検査の目的と測定の意義

α₁ミクログロブリン（α₁-microglobulin；α₁-MG）は分子量33kDaの低分子量蛋白質で、透析前の値は透析歴およびβ₂ミクログロブリン（β₂-microglobulin；β₂-MG、分子量11.8kDa）の透析前の値と相関しません（図1）。また、透析前値と透析合併症との相関は認めず、透析前値のみの測定では透析治療の主要なマーカーになりえません。

血液透析（hemodialysis；HD）あるいは血液透析濾過（hemodiafiltration；HDF）の治療前後に測定し、α₁-MG除去率を算出して低分子量蛋白質の除去効率を評価することによって、はじめてα₁-MGの測定の意義が出ます。とくに、HDFは拡散と濾過で小分子から大分子量溶質までを効率よく除去するのが特徴であるため、このマーカーを用いた性能評価は重要です。

低分子量蛋白質の一つであるβ₂-MGは、透析アミロイドーシスの起因物質であるとともに透析効率を評価するマーカーとして重要です[2,3]。しかし、β₂-MGの分子量は11.8kDaで、この程度の分子量溶質は現行のⅡ型ダイアライザでも拡散と内部濾過で効率よく除去可能です。HDFは、もうすこし大きな低分子量蛋白質を積極的に除去することを一つの目的としているために、β₂-MGだけの性能評価ではHDFの特徴と利点を強調できず、α₁-MGも用いて性能評価を行います。

α₁-MGは分子量が33kDaで、透析での除去はおもに濾過によります。α₁-MGを透析前後に測定し、α₁-MG除去率を算出することでHDFの除去性能を正確に評価できます。健常者のα₁-MGの基準値は9.7〜19.9mg/Lですが、透析患者の基準値は当院の調査では、透析前値で115.6±13.1mg/Lとなっています。

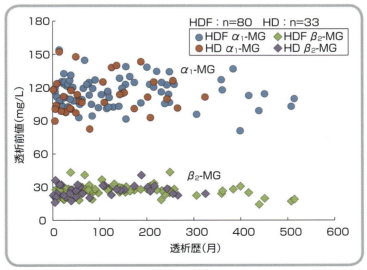

図1 β₂-MG、α₁-MGと透析歴の関係（橋本クリニック　2018年8月）

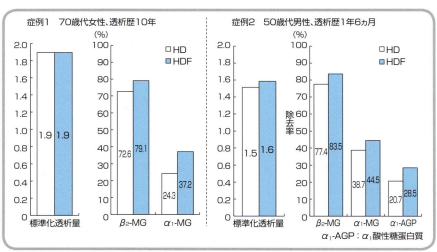

図2 ■ 症例1・2：不定愁訴改善前後の除去効率の比較（橋本クリニック例）

$α_1$-MG除去率の評価が治療上重要だった実症例

1. 不定愁訴の治療

　不眠や瘙痒症、イライラ感、食欲不振などの透析関連症状の発現の際には、まず透析効率を上昇させます。症例1は、HD（ダイアライザ：FDZ-21）から40リットル前希釈HDF（ヘモダイアフィルタ：MFX-21U eco）へ変更しました。変更1ヵ月後より睡眠状態が良好となり、食欲も増進しました。また、肌の保湿状態がよくなり、かゆみも消失しました。症例2は、HD（ダイアライザ：FDZ-18）から40リットル前希釈HDF（ヘモダイアフィルタ：GDF-21）へ変更しました。変更後2週間で、患者が感じていた不定愁訴（食欲・活力の低下、睡眠障害、透析後の疲労感、かゆみ）がすべて消失しました。2症例とも低分子量蛋白質の除去効率が上昇したことで、不定愁訴が改善したと考えられました（図2）。

2. 透析アミロイドーシスの治療

　透析アミロイドーシスに合併する骨関節症状の治療の際は、$β_2$-MG除去率80％以上、$α_1$-MG除去率35～40％の高効率HDFとします。症例3は安定した透析生活でしたが、透析アミロイドーシスによる肩関節・肘関節痛が再発しました。$α_1$-MG除去率が低値であったため、ヘモダイアフィルタを変更して置換液量を上げましたが効果が十分ではなく、ヘモダイアフィルタをMFX-25U ecoに変更して35％以上の除去率を継続することによって、自覚症状は消失しました。この間の$β_2$-MG除去率は78～81％の小幅な変動でしたが、$α_1$-MG除去率は症状の悪化・改善と相関して変動しました（図3）。

3. レストレスレッグス症候群の治療

　筆者らは、レストレスレッグス症候群（restless legs syndrome；RLS）は$α_1$-MG除去率35％で

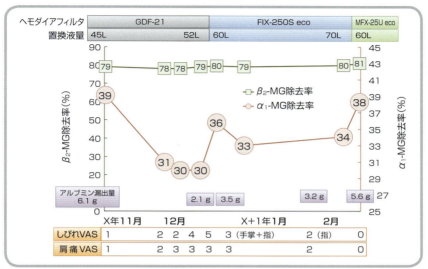

図3 ■症例3：50歳代、透析歴27年の患者のβ_2-MGおよびα_1-MGの除去率と透析アミロイドーシスの症状との関連（橋本クリニック例）

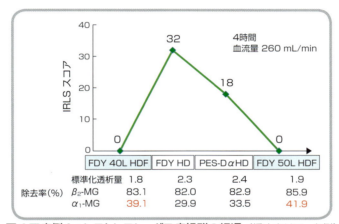

図4 ■症例4：レストレスレッグス症候群の経過（橋本クリニック例）

は軽減するものの治癒はせず、除去率40％のHDFを続けることによって治癒可能であることを報告しました[4]。症例4は、2010年にオンラインHDFが医療保険の適用になった際に、保険適応疾患でなかったためHDに変更しました。α_1-MG除去率はHDF時が39.1％でHD時には29.9％へ低下しました。HDへ変更後約1ヵ月でRLSを発症し、IRLSスコアが32で最重症でした。HDの透析条件の変更で徐々に症状は軽減しましたが、治癒することはなく透析アミロイドーシスによる肩関節痛も出現しました。そのために50リットル前希釈HDFにしたところ、2週間後にRLSは治癒しました。そのときのα_1-MG除去率は41.9％でした（**図4**）。このエピソードの期間中のβ_2-MG除去率の変化は軽微でした。

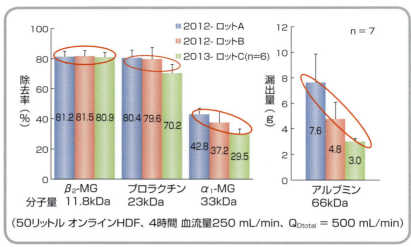

図5 ロット間の性能のばらつき（MFX-21U eco〈ニプロ製〉、橋本クリニック例）

4. ヘモダイアフィルタのロット間の性能差

高性能なヘモダイアフィルタでは、ロット間で性能の差が出ることがあります（図5）。β_2-MG除去率だけでHDFの効率を評価していたのでは、この除去性能のばらつきを把握することはできません。

おさらい 検査＆検査値理解のポイント

- 透析前値のみの測定では何もわかりません。
- 透析前後に測定し、透析後値をHt値で補正してからα_1-MG除去率を算出します。
- HDFはα_1-MG除去率35％を目標としますが、難治性合併症治療時には40％を目標として治療すると、治療効果を上げることができます。

◆ 引用・参考文献 ◆

1) BML．α1-マイクログロブリン（α1MG），（http://uwb01.bml.co.jp/kensa/search/detail/3802571）．
2) Vanholder, R. et al. Review on uremic toxins : classification, concentration, and interindividual variability. Kidney. Int. 63 (5), 2003, 1934-43.
3) Gejyo, F. et al. Long-Term Clinical Evaluation of an Adsorbent Column (BM-01) of Direct Hemoperfusion Type for β_2-Microglobulin on the Treatment of Dialysis-Related Amyloidosis. Art. Organs. 19 (12), 1995, 1226-6.
4) Sakurai, K. Biomarkers for evaluation of clinical outcomes of hemodiafiltraion. Blood. Purif. 35 (Suppl 1), 2013, 64-8.

橋本クリニック院長
櫻井 健治（さくらい・けんじ）

第1章
血液検査

17 副甲状腺ホルモン（PTH）

何がわかる？

副甲状腺ホルモン（parathyroid hormone；PTH）とは、副甲状腺から分泌されるホルモンです。これを測定することで二次性副甲状腺機能亢進症の程度がわかります。

✓ 検査頻度

3ヵ月に1回、透析前に実施します。

✓ 注意点

治療内容を変更した場合、3ヵ月間は月1回測定します。カルシウム受容体作動薬の開始時および用量調整時は、約3ヵ月間にわたって月2回測定し、PTH値が安定してからも月1回測定します。

基準値・目標値

intact PTH：
　　60pg/mL以上240pg/mL以下
whole PTH：
　　35pg/mL以上150pg/mL以下

検査の目的・頻度

　二次性副甲状腺機能亢進症は、透析患者においてもっとも重要な合併症の一つであり、副甲状腺の過形成と副甲状腺ホルモン（parathyroid hormone；PTH）の分泌亢進を特徴とします。二次性副甲状腺機能亢進症は、骨代謝回転が亢進するタイプの骨病変（高回転型骨病変）の原因となるだけでなく、ミネラル代謝異常を介して血管石灰化や生命予後に重大な影響を及ぼします[1]。このため、二次性副甲状腺機能亢進症の管理は、透析患者の予後を改善するうえでもっとも重要な課題の一つに位置づけられています[2]。

　PTHの測定法としては、intact PTHアッセイが広く使用されています。ヒトの血液中には、完全体のPTH分子（1-84PTHと呼ばれる）以外に、分解・断片化され、活性を失ったPTHがたくさん存在します。intact PTHアッセイは、PTHを2種類の抗体で認識することにより、フラグメントの多くを測定せず、1-84PTHを測定する検査法です。しかし、このintact PTHアッセイも、フラグメントの一つである7-84PTH（完全体の1-84PTHから6アミノ酸がなくなった分子）を認識してしまうという問題が、のちにあきらかとなりました。この問題を克服したのが、もう一つの検査法であるwhole PTHアッセイです。このアッセイは7-84PTHを測定せず、1-84PTHをより特異的に測定することができます[3]。

　透析患者の二次性副甲状腺機能亢進症をモニタリングするうえで、PTH値は通常、3ヵ月に1回測定することが推奨されています[4]。ただし、静注活性型ビタミンD$_3$製剤などを用いて積極的な治療を行っている場合や、治療を変更した場合は、安定するまでPTHを月1回測定すべきとされています[4]。とくに、シナカルセト塩酸塩などのカルシウム受容体作動薬を投与する場合は、開始時および用量調整時は約3ヵ月間にわたってPTHを月2回測定し、PTH値がほぼ安定してからも毎月測定することが望ましいとされています。

検査結果からわかること

　PTH値を測定することにより、二次性副甲状腺機能亢進症の程度がわかります。また、PTH値は骨代謝回転の指標としても利用可能です。PTH値が高い場合は、骨代謝回転が亢進し、高回転型骨病変に至っている可能性が考えられます。

透析患者における正常値・異常値

　『慢性腎臓病に伴う骨・ミネラル代謝異常の診療ガイドライン』では、日本透析医学会統計調査データの再解析の結果[1]、intact PTH 60pg/mL以上240pg/mL以下またはwhole PTH 35pg/mL以上150pg/mL以下に管理することが望ましいとされています[4]。

異常値の原因・対処法

　前述のガイドラインの管理目標上限を超える二次性副甲状腺機能亢進症を認める場合は、活性型ビタミンD_3製剤やカルシウム受容体作動薬などを用いて、PTH分泌を抑制する内科的治療を開始します。また、高リン血症や低カルシウム血症は二次性副甲状腺機能亢進症の要因となるため、これらの管理も同時に行います。

　これらの内科的治療を行ってもPTH値のコントロールが得られない場合は、副甲状腺摘出術の適応を検討します。重度の二次性副甲状腺機能亢進症は、骨病変や骨折のリスクを高めるだけでなく、骨痛や皮膚瘙痒、慢性消耗状態といったさまざまな症状の原因となります。前述のガイドラインでは、intact PTH値＞500pg/mL、またはwhole PTH値＞300pg/mLの場合に、副甲状腺摘出術の適応を検討することが望ましいとされています[4]。

　逆にPTH値がガイドラインの管理目標下限を下回る場合もあります。この場合、まず確認すべきポイントは、血清カルシウム濃度です。高カルシウム血症はPTH分泌を強く抑制し、PTH値が低くなる原因となります。高カルシウム血症は直接的にも血管石灰化の要因となるため、早急に血清カルシウム濃度の正常化を目指すことが望ましいと考えられます。高カルシウム血症がない場合は、活性型ビタミンD_3製剤またはカルシウム受容体作動薬の減量、中止を検討します。副甲状腺摘出術後のためにPTH値が低い場合は、特別な治療は行わず、経過観察とします。

患者に伝えたい日常管理のポイント

　二次性副甲状腺機能亢進症は、骨折や心血管合併症などにつながる、透析患者にとって非常に深刻な合併症です。二次性副甲状腺機能亢進症を管理するうえで重要なポイントの一つが、高リン血症のコントロールです。透析でのリン除去、食事でのリン制限（とくに食品添加物に含まれる無機リン）、リン吸着薬の内服により、高リン血症のコントロールを図ることが大切です。

　二次性副甲状腺機能亢進症に対する治療法の進歩は日進月歩であり、活性型ビタミンD_3製剤やカルシウム受容体作動薬を用いることで、大部分の患者で内科的に管理することが可能になっています。しかし、よく効く薬も内服しなければ効果はありません。処方された薬をしっかり内服することが重要であることを、医療スタッフから説明しましょう。

　また、薬の種類によっては、消化管症状などの副作用が出現することがあります。この場合、薬の減量、中止、あるいはほかの薬への変更が必要となるため、症状があれば医療スタッフに伝えるよう日ごろから指導しておきましょう。

おさらい 検査&検査値理解のポイント

- 二次性副甲状腺機能亢進症は、骨病変の原因となるだけでなく、総死亡や心血管合併症のリスクを高めます。
- intact PTHアッセイは、現在もっとも広く用いられていますが、フラグメントの一つである7-84PTHも同時に測定してしまうという問題があります。
- whole PTHアッセイは、7-84PTHを測定せず、生理活性を有する1-84PTHをより特異的に測定することができます。
- 日本透析医学会のガイドラインに基づき、intact PTH 60pg/mL以上240pg/mL以下、またはwhole PTH 35pg/mL以上150pg/mL以下を目標に管理します。
- 内科的治療に抵抗性を示し、intact PTH値＞500pg/mL、あるいはwhole PTH値＞300pg/mLとなる場合は、副甲状腺摘出術の適応を検討します。

◆ 引用・参考文献 ◆

1) Taniguchi, M. et al. Serum phosphate and calcium should be primarily and consistently controlled in prevalent hemodialysis patients. Ther. Apher. Dial. 17 (2), 2013, 221-8.
2) Komaba, H. et al. Management of secondary hyperparathyroidism: how and why? Clin. Exp. Nephrol. 21 (Suppl 1), 2017, 37-45.
3) Komaba, H. et al. Critical issues of PTH assays in CKD. Bone. 44 (4), 2009, 666-70.
4) 日本透析医学会. 慢性腎臓病に伴う骨・ミネラル代謝異常の診療ガイドライン. 日本透析医学会雑誌. 45 (4), 2012, 301-56.

東海大学医学部内科学系腎内分泌代謝内科
川地 惇朗（かわじ・あつろう）

同講師／東海大学総合医学研究所
駒場 大峰（こまば・ひろたか）

第1章 血液検査

18 アルカリフォスファターゼ（ALP）／骨型アルカリフォスファターゼ（BAP）

何がわかる？

アルカリフォスファターゼ（ALP）は、肝胆道系疾患や骨代謝疾患で上昇する酵素です。骨型アルカリフォスファターゼ（BAP）は、骨に特異的なマーカーです。

✓ 検査頻度

ALPは通常月に1回、透析前に測定します。BAPは、定期検査としての管理頻度はガイドライン上定められていません。
ALPは定期検査、BAPは骨代謝疾患が疑われるときの特殊検査です。

✓ 注意点

ALP値の上昇には大別すると肝型と骨型があり、γ（ガンマ）グルタミルトランスペプチダーゼ（γ-GTP）値の増加を伴う場合には肝胆道系疾患を、γ-GTP値の増加を認めない場合には骨代謝疾患を考えます。

基準値・目標値

ALP：120～370 U/L（JSCC標準化対応法）
BAP：男性3.7～20.9 µg/L
　　　閉経前女性2.9～14.5 µg/L
　　　閉経後女性3.8～22.6 µg/L（CLEIA法）

検査の目的・頻度

1. アルカリフォスファターゼ（ALP）

　アルカリフォスファターゼ（alkaline phosphatase；ALP）は、肝胆道系疾患や骨代謝疾患で上昇する酵素です。肝胆道系疾患としては、透析患者によくみられるB型あるいはC型慢性肝炎・肝硬変・肝がんなどの肝疾患や、胆石・胆囊炎・胆道系腫瘍などの胆道系疾患があり、これらを診断する目的でALPを測定します。

　一方、骨代謝疾患としては、二次性副甲状腺機能亢進症に伴う線維性骨炎の存在が疑われる際や、活性型ビタミンD_3製剤やカルシウム受容体作動薬などによる治療効果をみる際に検査を行います。2012年に日本透析医学会から示された『慢性腎臓病に伴う骨・ミネラル代謝異常の診療ガイドライン』[1]では、「ALPは、著しい肝胆道障害の合併がない条件で、骨代謝マーカーとして機能する」と記載されています。

2. 骨型アルカリフォスファターゼ（BAP）

　骨型ALP（bone specific alkaline phosphatase；BAP）は、骨に特異的なマーカーであり、後述のALPアイソザイム（分画）のALP3分画のことです。とくに肝胆道系疾患を合併している症例においては、ALPは骨代謝マーカーとして機能しないので、前述の骨代謝疾患の診断や評価の際には、BAPを用いることが推奨されます。

3. ALP・BAPの検査頻度

　『慢性腎臓病に伴う骨・ミネラル代謝異常の診療ガイドライン』[1]では、ALPは通常、月に1回測定すると記載されています。一方BAPは、定期検査としての管理頻度はガイドライン上定められていませんが、骨代謝マーカーとして使用する際には、ALPと同様に月に1回程度測定することが望ましいでしょう。

検査結果からわかること

　ALP値の上昇には大別すると肝型と骨型があり、γグルタミルトランスペプチダーゼ（γ-glutamyl transpeptidase；γ-GTP）値の増加を伴う場合には肝胆道系疾患を、γ-GTP値の増加を認めない場合には骨代謝疾患を考えます。

1. アルカリフォスファターゼ（ALP）

　厳密にいうと、ALP値の上昇を認める際にはALPアイソザイムを測定することで、ALP値の上昇の原因を推察できます。ALPアイソザイムはALP1〜6の6種に分類されます。ALP1は胆道が機械的に閉塞する肝外性胆道閉塞や転移性肝がんの場合に出現し、肝内胆汁うっ滞との鑑別に用いられます。ALP2は胆道系の障害で上昇します。ALP3は骨由来のALP（BAP）で、骨芽細胞の活動性を反映するため、透析患者の二次性副甲状腺機能亢進症に伴う線維性骨炎の治療経過

表 ■ 肝型ALP値が上昇した際に疑われるおもな肝胆道系疾患

- 閉塞性黄疸（胆管がん、肝門部胆管がん、膵頭部がん、総胆管結石、ファーター乳頭がん）
- 肝占拠性病変（転移性肝がんなど）
- 肝内胆汁うっ滞
- 胆道感染
- 骨疾患（転移性骨腫瘍、骨折、骨軟化症など）
- 薬物性肝障害
- アルコール性肝障害
- 脂肪肝
- うっ血肝
- 急性肝炎
- B型・C型慢性肝炎
- 肝硬変
- 肝細胞がん（進展例）

の判定に有用です。ALP4は胎盤由来、ALP5は小腸由来のALPで、ALP6は肝性ALPと免疫グロブリンG（IgG）が結合したものです。

2. 骨型アルカリフォスファターゼ（BAP）

BAPが基準値以上の場合には、二次性副甲状腺機能亢進症に伴う線維性骨炎の存在が疑われ、基準値以下の場合には低回転骨の存在が疑われます。

透析患者における正常値・目標値

ALP、BAPともに腎機能の影響を受けないので、正常値は腎機能正常者と同じです。また、目標値は、『慢性腎臓病に伴う骨・ミネラル代謝異常の診療ガイドライン』[1]では、「ALP、BAPともに施設標準値内に維持する」と記載されています。

異常値の原因・症状・対処法

ALP、とくに肝型ALP値の上昇が認められる場合、肝胆道系疾患（**表**）が疑われる場合は、消化器内科との連携による画像診断を含め、早期診断、早期治療が重要です。なかでも、薬剤性肝障害が疑われる場合には、原因薬剤の投与を中止することにより検査データの改善が期待されます。

胆石や胆囊炎では、腹痛や発熱などの症状を認めますが、そのほかの肝胆道系疾患では症状が出現しにくく、重症になってはじめて閉塞性黄疸や腹水などの症状がみられることもあります。

また、骨型ALP（BAP）値の上昇を認める場合には、二次性副甲状腺機能亢進症に伴う線維性骨炎の存在が疑われます。線維性骨炎が進行すると骨痛や関節痛などの症状が出現しますが、最近は治療の進歩に伴い、骨痛や関節痛が出現するほどの高度の線維性骨炎を認める症例は少ないようです。二次性副甲状腺機能亢進症の診断のためには、intact PTHの測定および頸部エコー検査による副甲状腺腫大の有無の確認を行います。また、線維性骨炎の診断には骨密度検査を実施します。二次性副甲状腺機能亢進症に対する治療（活性型ビタミンD_3製剤やカルシウム受容体作

動薬、リン吸着薬などによる薬物療法）により線維性骨炎が改善することで、骨型ALP（BAP）値の正常化が認められます。

患者に伝えたい日常管理のポイント

　ALP値の上昇を認める場合には、肝胆道系疾患（表）や骨代謝疾患（二次性副甲状腺機能亢進症に伴う線維性骨炎など）の可能性が考えられます。主治医の指示に従って、適切な診断と治療を受けるよう患者に伝えましょう。

おさらい　検査＆検査値理解のポイント

- ALPは肝胆道系疾患や骨代謝疾患で上昇する酵素であり、BAPは骨に特異的なマーカーです。
- ALP値の上昇には大別すると肝型と骨型があり、γ-GTP値の増加を伴う場合には肝胆道系疾患を、γ-GTP値の増加を認めない場合には骨代謝疾患を考えます。
- 骨代謝疾患としては、二次性副甲状腺機能亢進症に伴う線維性骨炎の存在が疑われる際や、活性型ビタミンD$_3$製剤やカルシウム受容体作動薬などによる治療効果をみる際に、ALPやBAPを用います。

◆引用・参考文献◆

1) 日本透析医学会. 慢性腎臓病に伴う骨・ミネラル代謝異常の診療ガイドライン. 日本透析医学会雑誌. 45 (4), 2012, 301-56.

松下会あけぼのクリニック副院長／腎臓内科
田中 元子（たなか・もとこ）

第1章
血液検査

19 ビタミンD

何がわかる？

ビタミンDは、小腸でのカルシウム吸収を促進し、副甲状腺からの副甲状腺ホルモン（PTH）の分泌を抑制して骨・ミネラル代謝を維持します。

✓ 検査頻度

透析患者の日常診療でビタミンD濃度を定期的に測定することはありません。高カルシウム血症や低カルシウム血症を認めた場合に測定することがあります。

✓ 注意点

- 透析患者ではビタミンD濃度は低値となります。
- 活性型ビタミンD₃製剤は、PTHを抑制し、慢性腎臓病に伴う骨・ミネラル代謝異常（CKD-MBD）の管理に重要です。一方、高カルシウム血症の原因にもなることから、少量より開始して定期的に経過観察を行うことが望ましいです。

基準値・目標値 ･･･>

$$25(OH)D：30～100ng/mL$$
$$1\alpha,25(OH)_2D_3：20～60pg/mL$$

※血中25（OH）D濃度はビタミンDの生体内貯蔵量を反映します。30ng/mL以上をビタミンD充足状態、30ng/mL未満を非充足状態と判定します。
※1α,25（OH）₂D₃濃度は、特殊な病態を除き、腎臓の1α水酸化酵素活性を反映します。活性型ビタミンD₃製剤を内服していない透析患者では、通常20pg/mL未満の低値となります。

ビタミンDの合成と生理的機能

　ビタミンDは、紫外線エネルギーの存在下に皮膚で合成されるほか（動物由来ビタミンD_3）、食物やサプリメントなどからも供給されます（動物由来ビタミンD_3＋植物由来ビタミンD_2）。皮膚で生合成されたビタミンDは、肝臓で25（OH）D（25-ヒドロキシビタミンD）に変換され、ビタミンD結合蛋白質と結合した状態で血中に存在します。25（OH）Dはその後、腎臓の近位尿細管で$1α$水酸化酵素が作用して$1α,25$（OH）$_2D_3$（1,25-ジヒドロキシビタミンD_3）に変換され、血中に分泌されます。1位が水酸化されたビタミンDはしばしば「活性型ビタミンD」と呼ばれる一方、1位が水酸化されていないビタミンDは「天然型ビタミンD」と呼ばれます。

　ビタミンDのおもな作用は、骨・ミネラル代謝を維持することです。小腸でのカルシウムやリンの吸収促進は、もっとも古典的な作用です。また、腎臓でのカルシウム再吸収を増加させます。ビタミンDが過剰な状態では高カルシウム血症や高リン血症となり、ビタミンDの作用不全では低カルシウム血症や低リン血症となります。低リン血症が持続すると、骨の石灰化が阻害され、くる病や骨軟化症をひき起こします。

　また、ビタミンDは、副甲状腺で副甲状腺ホルモン（parathyroid hormone；PTH）の分泌を抑制します。したがって、ビタミンのDの作用不全はPTH分泌の亢進につながり、相対的に骨吸収が亢進することから骨密度が低下し、骨粗鬆症の引き金となります。

　ビタミンD濃度が高値または低値となる原因・病態を表に示します。

表■ビタミンD濃度が高値または低値となる原因・病態

高値を示す原因・病態	活性型ビタミンD_3製剤の過剰投与 原発性副甲状腺機能亢進症 結核、サルコイドーシス 悪性リンパ腫、肺小細胞がん ビタミンD依存症（2型）
低値を示す原因・病態	慢性腎不全（透析患者を含む） 副甲状腺機能低下症（特発性、偽性） くる病 骨軟化症 ビタミンD依存症（1型） 骨粗鬆症 日照不足

透析患者におけるビタミンD非充足状態と活性型ビタミンD₃製剤の役割

　透析患者の多くでビタミンDが不足しています。また、低栄養状態や尿細管における再吸収の低下から25（OH）D濃度が低下します。さらに、リン負荷や線維芽細胞増殖因子23（fibroblast growth factor 23；FGF23）の分泌亢進、腎実質障害のために1α水酸化酵素の活性が低下して、1α,25（OH）₂D₃濃度は低値となります。したがって透析患者では、低カルシウム血症を補正して二次性副甲状腺機能亢進症を治療する目的で活性型ビタミンD₃製剤が投与されます。しかし、同製剤の使用は高カルシウム血症の原因となるため、少量より慎重に開始することが望ましいです。

　近年、活性型ビタミンD₃製剤の投与による心血管イベントや骨折の抑制、生命予後の改善効果が注目されています。腎不全患者における活性型ビタミンD₃製剤投与の臨床的意義は、今後のエビデンスの蓄積を待たなければなりません。

検査の目的・頻度

　日常診療において、透析患者のビタミンD濃度を定期的に測定することはありません。しかし、透析患者に原因不明の高カルシウム血症を認めた場合、血中1α,25（OH）₂D₃濃度が上昇していれば、結核やサルコイドーシスなどの肉芽腫性疾患や悪性リンパ腫などの合併を疑うきっかけになります。また、活性型ビタミンD₃製剤を処方中にもかかわらず低カルシウム血症が続くような場合、血中1α,25（OH）₂D₃濃度が低値であれば、服薬アドヒアランスや投与量が不十分であった可能性が考えられます。

検査結果からわかること

　血中25（OH）D濃度は生体内のビタミンD貯蔵量を反映します。一方、1α,25（OH）₂D₃濃度は腎臓の近位尿細管における1α水酸化酵素活性を反映します。透析患者を含めて、慢性腎不全患者における低ビタミンD血症の診断および活性型ビタミンD₃製剤治療開始後の充足状況が確認できます。

透析患者における正常値・異常値

　透析患者では、25（OH）D、1α,25（OH）₂D₃ともに低値となります。とくに後者は、活性型ビタミンD₃製剤の内服者を除いて通常20pg/mL未満の低値となります。

異常値の原因・対処法

　腎臓で合成される1α,25（OH）$_2$D$_3$の濃度は、血中カルシウムおよびリン、PTHなどによって非常に複雑にコントロールされており、これらの調節系の障害を来す病態で異常値を示します。透析患者では前述のように1α,25（OH）$_2$D$_3$濃度は低値となり、低カルシウム血症の是正と二次性副甲状腺機能亢進症の治療目的で活性型ビタミンD$_3$製剤が投与されます。

おさらい　検査&検査値理解のポイント

- ビタミンDは小腸でのカルシウム吸収を促進し、副甲状腺からのPTH分泌を抑制して骨・ミネラル代謝を維持します。
- 25（OH）D濃度は生体内のビタミンD貯蔵量を反映し、1α,25（OH）$_2$D$_3$濃度は腎臓での1α水酸化酵素活性を反映します。
- 透析患者ではビタミンD濃度は低値となります。低カルシウム血症を補正してPTHを抑制し、慢性腎臓病に伴う骨・ミネラル代謝異常（chronic kidney disease-mineral and bone disorder；CKD-MBD）を治療する目的で活性型ビタミンD$_3$製剤が投与されます。

◆引用・参考文献◆

1) 日本透析医学会. 慢性腎臓病に伴う骨・ミネラル代謝異常の診療ガイドライン. 日本透析医学会雑誌. 45（4）, 2012, 301-56.
2) Kidney Disease：Improving Global Outcomes（KDIGO）CKD-MBD Update Work Group. KDIGO 2017 Clinical Practice Guideline Update for the Diagnosis, Evaluation, Prevention, and Treatment of Chronic Kidney Disease：Mineral and Bone Disorder（CKD-MBD）. Kidney Int. 7（1）, 2017, 1-59.

東京大学医学部附属病院腎臓・内分泌内科講師
田中 哲洋（たなか・てつひろ）

第1章 血液検査

20 線維芽細胞増殖因子23（FGF23）

何がわかる？

線維芽細胞増殖因子23（FGF23）は、骨から分泌されるリン利尿促進因子です。血清FGF23値が高いことは、生命予後や心不全・感染症の発症と関連していると報告されています。

検査頻度

血清FGF23値の臨床的意義は十分にはわかっておらず、保険適用になっていないため、推奨される検査頻度はありません。

注意点

- 血清FGF23値にはintact-FGF23（i-FGF23）値とC端-FGF23（c-FGF23）値があり、どちらを測定しているかを確認する必要があります。
- c-FGF23の測定単位はキットによってpg/mL、pmol/L、RU/mLと異なりますが、pmol/L（pg/mL）とRU/mLには、正の相関関係が認められています（図1）。

基準値・目標値

健常者：19.3〜67.1pg/mL

※透析患者では、健常者の基準値の数百倍から数千倍になることがあります。全FGF23値に占めるc-FGF23値の割合が、健常者では40％程度ですが、透析患者では10％以下になります（表1）。

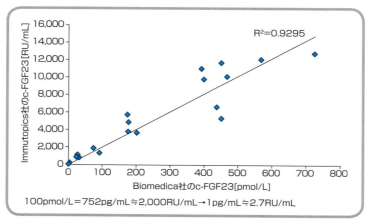

図1 c-FGF23におけるBiomedica社とImmutopics社測定値の相関関係

表1 FGF23のELISA Kitsを用いた測定について

測定分子		分子量	アッセイキット製造会社	測定単位	
i-FGF23	全長	32.5 kDa	カイノス社*	pg/mL	1pg/mL=0.031pmol/L
			Immutopics社	pg/mL	
c-FGF23	全長＋C端フラグメント	7.5 kDa	Biomedica社*	pg/mL	1pg/mL=0.133pmol/L
			Immutopics社	RU/mL	RU=Relative units

*ASTRIO Studyで使用
i-FGF23 1pg/mL：c-FGF23 1pg/mL＝0.031 pmol/L：0.133 pmol/L＝1：4.3
i-FGF23/c-FGF23＝1/4.3

線維芽細胞増殖因子23のはたらき

　線維芽細胞増殖因子23（fibroblast growth factor 23；FGF23）は、骨細胞から分泌されて尿中へのリンの排泄を促す因子です[1]。腎機能正常者においては、血中リン濃度の上昇にしたがい、副甲状腺からは副甲状腺ホルモン（parathyroid hormone；PTH）、骨からはFGF23が分泌され、腎臓において受容体と結合し、リン利尿を起こします。加えて、FGF23は活性型ビタミンDである血中1,25（OH）$_2$VD濃度を低下させる作用があります。1,25（OH）$_2$VDは腸管でのリン再吸収を促進するホルモンであるため、FGF23は腎尿細管でのリン再吸収と血中1,25（OH）$_2$VD濃度の低下を介した腸管でのリン吸収の抑制により、血中リン濃度を低下させます。すなわち、①FGF23は腎尿細管でのリン再吸収と、②活性型ビタミンD活性抑制を介した腸管でのリン吸収の抑制という、主として2つの機序で血清リン濃度を低下させます[2]。

　腎臓においてFGF23に結合する蛋白質の解析などにより、FGF23はFGFR1cと呼ばれるFGF受容体1とクロソー（Klotho）との複合体に作用することがあきらかにされています[3]。

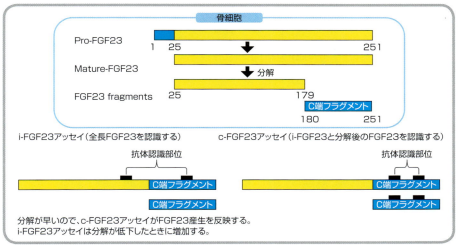

図2 ■ FGF23の分解とその測定方法

表2 ■各種病態における血清FGF23値とそのクエン酸第二鉄水和物投与の影響

	検査値		FGF23調節		FGF23測定値	
	リン	鉄	合成	切断	i-FGF23	c-FGF23
高リン血症	↑	ー	↑	→	→	↑
CKD（高リン）	↑	ー	↑	↓	↑	↑
鉄欠乏	ー	↓	↑	↑	→	↑
クエン酸第二鉄水和物投与	ー	↑	↓	↓	→	↓

線維芽細胞増殖因子23の測定（図2）

　現在、FGF23の測定は全長FGF23（intact-FGF23；i-FGF23）とC端-FGF23（C terminal-FGF23；c-FGF23）の2種類で行われています。i-FGF23の測定は、179番目と180番目のあいだで切断される前の活性をもつ、i-FGF23のみを測定しています。一方、c-FGF23の測定はc-FGF23とi-FGF23の両方を認識しています。i-FGF23とc-FGF23の比は、切断が生じていない常染色体優性低リン血症性くる病（autosomal-dominant hypophosphatemic rickets；ADHR）では1となります。FGF23の切断が亢進している病態（家族性腫瘍状石灰化症〈hyperphosphatemic familial tumor calcinosis；hfTC〉など）ではi-FGF23が測定感度以下で、c-FGF23値が上昇します。したがって、i-FGF23/c-FGF23値はゼロに近づきます。CKD患者ではi-FGF23/c-FGF23値が低下しており、FGF23のはたらきが亢進していることが報告されています[4]（**表2**）。

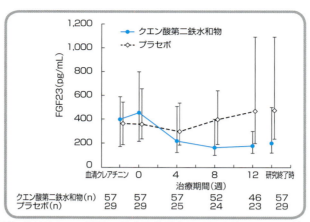

図3 ■ 保存期CKD患者におけるクエン酸第二鉄水和物投与による血清i-FGF23値の変化（文献8より作成）

常染色体優性低リン血症性くる病における鉄とFGF23

　ADHRの発症年齢や低リン血症の程度がさまざまであることが報告されています[5]。鉄欠乏ではc-FGF23値の上昇が顕著であり、鉄欠乏によりFGF23の不活化が低下していることが想定されています[6]。ADHRマウスを用いた研究でも、鉄欠乏とFGF23の関連が検討されています[7]。クエン酸第二鉄水和物は腸管でのリン吸着作用のため、血清リン値を下げ、血清i-FGF23値を低下させることが報告されています（**図3**）[8]。加えて、クエン酸第二鉄水和物投与が、血清c-FGF23値を低下させることも報告されています。CKDでは、FGF23の産生が増加し、FGF23の分解が低下しています（血清i-FGF23値と血清c-FGF23値がともに上昇する状態）。これに鉄欠乏が加わると、FGF23の産生とFGF23の分解がともに増加します（血清i-FGF23値に比べ血清c-FGF23値の増加が大きい状態）。CKD患者においてクエン酸第二鉄水和物投与による減少の程度は、血清i-FGF23値よりも血清c-FGF23値が大きいことが想定されています[8]。

　一方、家族性低リン血症性くる病患者では、鉄欠乏食下でFGF23の合成が上昇するものの、FGF23の分解も亢進することによってFGF23値の上昇が起こらないと報告されています[9]。以上の結果は、鉄代謝とFGF23の関係にFGF23蛋白翻訳後修飾が重要な役割を演じていることを示唆しています。

検査の目的と頻度

　CKD患者において、FGF23が心肥大の危険因子であると考えられていますが、透析患者において血清FGF23値の臨床的意義は十分わかっておらず、保険適用になっていないため、推奨される検査頻度はありません。

表3 ■日本人血液透析患者におけるFGF23のデータ：i-FGF23とc-FGF23の関係について

		(pg/mL)	(RU/mL)	(pmol/L)
自験例 (n=93) ASTRIO Study	i-FGF23	11,774.5		355.7
	c-FGF23	1,610.6	4,348.6	214.1
Dr.Kazama's Study (n=27, Nephron, 2015)	i-FGF23	2,000		62
	c-FGF23		1,608	79
Sodium Ferrous Citrate's study (n=31, Nephrology 2017)	i-FGF23	1,820		56
	c-FGF23	309	834	41

青字：換算式を用いて算出

検査結果からわかること

　透析患者におけるミネラル代謝の観点から、血清FGF23値の臨床的意義は不明です。しかし、透析患者において血清FGF23値が、生命予後、心肥大および感染症の合併と関連していることが注目されています[10]。心筋においては、FGF23はKlothoとの複合体に作用せず、FGF受容体4に作用することがあきらかになりました[11]。感染症への関与においても、FGF受容体4を介した機序の関与が想定されています。

透析患者における正常値・異常値[12]

　健常者の正常値は19.3～67.1pg/mLで、透析患者ではその数百倍から数千倍になることもあります。全FGF23値に占めるc-FGF23値の割合が、健常者では40％程度ですが、透析患者では20％以下になります。これは、自験例ではi-FGF23は平均11,774.5pg/mL、c-FGF23は平均1,610.6pg/mLでした（表3）。透析患者では、FGF23の分解が遅延するためにこのような結果になると考えられています。

異常値の原因・症状・対処法

　血清FGF23値の臨床的意義は十分わかっていませんが、生命予後に関する強力なサロゲートマーカーです。ヒトにおいて血清FGF23値を下げることは、鉄含有のリン吸着薬とカルシウム受容体作動薬によって可能です。これらの薬剤の使用が可能になったことによって、血清FGF23値の臨床的意義の解明につながることが期待されています。

患者に伝えたい日常管理のポイント

　FGF23は、血清リン値の上昇に対応して骨細胞から分泌される、リン利尿因子です。血清リン値が生命予後や血管石灰化と関連することが知られていますが、リン濃度を制御するFGF23の血清レベルも、生命予後や循環器合併症と関連することがあきらかになってきています。腎臓からリンを排泄できない透析患者での臨床的意義は十分あきらかになっていないものの、血清FGF23値が生命予後と関連することは、血清リン値の管理が重要であることの裏打ちになっていると思われます。これらのことから、食事療法や薬物療法で血清リン値を管理することが重要です。

おさらい 検査&検査値理解のポイント

- FGF23は血清リン値の上昇に対応して骨細胞から分泌されるリン利尿因子です。
- FGF23の血清レベルも、生命予後や循環器合併症と関連することがあきらかになってきています。
- 血清FGF23値にはi-FGF23値とc-FGF23値があり、どちらを測定しているかを確認する必要があります。
- 透析患者でのFGF23の臨床的意義は、まだ十分あきらかになっていません。

◆引用・参考文献◆

1) Shimada, T. et al. FGF-23 is a potent regulator of vitamin D metabolism and phosphate homeostasis. J. Bone. Miner. Res. 19 (3), 2004, 429-35.
2) Liu, S. et al. Fibroblast growth factor 23 is a counter-regulatory phosphaturic hormone for vitamin D. J. Am. Soc. Nephrol. 17 (5), 2006, 1305-15.
3) Kuro-o, M. Phosphate and Klotho. Kidney Int. 79 (Suppl 121), 2011, S20-3.
4) Wolf, M. et al. Coupling fibroblast growth factor 23 production and cleavage: iron deficiency, rickets, and kidney disease. Curr. Opin. Nephrol. Hypertens. 23 (4), 2014, 411-9.
5) Imel, EA. et al. FGF 23 Concentrations Vary With Disease Status in Autosomal Dominant Hypophosphatemic Rickets. J. Bone. Miner. Res. 22 (4), 2009, 520-6.
6) Imel, EA. et al. Iron modifies plasma FGF23 differently in autosomal dominant hypophosphatemic rickets and healthy humans. J. Clin. Endocrinol. Metab. 96 (11), 2011, 3541-9.
7) David, V. et al. Inflammation and functional iron deficiency regulate fibroblast growth factor 23 production. Kidney Int. 89 (1), 2016, 135-46.
8) Yokoyama, K. et al. Ferric citrate hydrate for the treatment of hyperphosphatemia in nondialysis-dependent CKD. Clin. J. Am. Soc. Nephrol. 9 (3), 2014, 543-52.
9) Imel, EA. et al. Iron and fibroblast growth factor 23 in X-linked hypophosphatemia. Bone. 60, 2014, 87-92.
10) Gutierrez, OM. et al. Fibroblast growth factor 23 and mortality among patients undergoing hemodialysis. N. Engl. J. Med. 359 (6), 2008, 584-92.
11) Grabner, A. et al. Activation of Cardiac Fibroblast Growth Factor Receptor 4 Causes Left Ventricular Hypertrophy. Cell. Metab. 22 (6), 2015, 1020-32.
12) Isakova, T. et al. Fibroblast growth factor 23 is elevated before parathyroid hormone and phosphate in chronic kidney disease. Kidney Int. 79 (12), 2011, 1370-8.

東京慈恵会医科大学腎臓・高血圧内科教授／慈恵医大晴海トリトンクリニック診療副部長
横山 啓太郎（よこやま・けいたろう）

第1章　血液検査

21 B型肝炎ウイルス(HBV)／C型肝炎ウイルス(HCV)／結核

何がわかる？

HBs抗原陽性であれば、現在B型肝炎ウイルス（HBV）に感染していることを示します。C型肝炎ウイルス（HCV）抗体が陽性であれば、現在HCVに感染しているか既往感染のいずれかを示します。クォンティフェロン®-3GやT-スポット®.TBが陽性の場合、結核感染が疑われます。

✓ 検査頻度

- 6ヵ月に1回はHBs抗原とHCV抗体の検査を行います。
- 結核を鑑別診断に含めた検査は、2～3週以上続く原因不明の咳や発熱を認めた場合に行います。

✓ 注意点

- HBs抗原陽性者には、HBs抗体やHBe抗原、HBe抗体、HBV DNA検査を行います。
- HCV抗体陽性者には、HCV RNAリアルタイムPCR検査を行います。
- 一般的な結核の診断に行われているツベルクリン反応は、透析患者においては感度が低く偽陰性を呈することが多いです、また、BCG接種の影響により偽陽性となることもあります。

基準値・目標値

HBV：HBs抗原が陰性
HCV：HCV抗体が陰性
結核：クォンティフェロン®-3Gが陰性
　　　T-スポット®.TBが陰性

検査の目的・頻度

1. B型肝炎ウイルス・C型肝炎ウイルス

　透析患者は血液媒介感染症であるB型肝炎ウイルス（hepatitis B virus；HBV）やC型肝炎ウイルス（hepatitis C virus；HCV）感染のハイリスク集団であることから、現在の感染の有無と透析室での新規感染の有無を評価するため、6ヵ月に1回の定期的なスクリーニングが推奨されます。HBV・HCVの持続感染者（キャリア）には透析室での感染対策が必要となります。HBV・HCV感染患者は肝臓内科を紹介受診して、治療や肝臓の状態を評価するための定期的な画像検査を行います。

2. 結　核

　透析患者は定期的に胸部エックス線検査を施行していることから、定期の胸部エックス線検査で結核を発見することが多く、症状出現から専門医への受診までの期間が短い症例が多いことが特徴です。2〜3週以上続く原因不明の咳や発熱を認めた場合には、結核を鑑別診断に含めた検査を行います。

検査結果からわかること

1. B型肝炎ウイルス・C型肝炎ウイルス

　HBVキャリアの診断にはHBs抗原がもっとも重要であり、HBs抗原が陽性であれば、現在HBVに感染していることを示しています。HCV抗体陽性は過去にHCVに感染していることを意味しており、現在の感染状態を評価するためには、HCV抗体陽性者にHCV RNAリアルタイムPCR検査を施行する必要があります。

2. 結　核

　結核特異抗原によりリンパ球を刺激後に産生されるインターフェロンγを測定して、結核感染を診断するクォンティフェロン®-3GやT-スポット®.TBなどのインターフェロンγ遊離試験（interferon-gamma release assay；IGRA）は、結核感染の診断法として免疫能が低下した透析患者でも有用と報告されています。このIGRAの感度は80〜85％、特異度は98〜99％程度とされています。一方、一般的な結核の診断に行われているツベルクリン反応は、透析患者においては免疫能の低下から、感度が低く偽陰性を呈することが多くなります。また、BCG接種の影響により偽陽性となることもあります。

透析患者における正常値と異常値

　HBs抗原、HCV抗体ともに、健常者と同様の評価です。陰性が正常であり、陽性が異常値となります。結核検査では、クォンティフェロン®-3Gが陰性、T-スポット®.TBが陰性の場合に陰性

を示します。

異常値の原因・症状・対処法

1. B型肝炎ウイルス・C型肝炎ウイルス

　HBVは血液・体液を介して感染します。感染した時期や感染したときの健康状態によって、一過性の感染に終わるものと、生涯にわたり感染が継続するものとに大別されます。キャリアになりやすいのは、出産時あるいは3歳未満の乳幼児期の感染です。

　HCV抗体陽性者のうち、HCV RNAリアルタイムPCR検査が陽性の場合はHCVキャリアと診断し、陰性の場合は既往感染と診断します。HCVに感染すると、20～30％はウイルスが免疫で自然に排除されますが、70～80％は排除されることなく持続感染に移行します。つまり、HCV抗体陽性者の20～30％がHCV RNA陰性、70～80％がHCV RNA陽性となります。

　HBV・HCVは血液媒介感染で、感染経路は垂直感染（出生時の母子感染）と水平感染（性行為感染、麻薬の静脈注射、不衛生な器具による医療行為など）に分けられます。透析室では、観血的治療や静脈注射製剤の使用が多く、水平感染が起こりやすい現場です。したがって、『透析施設における標準的な透析操作と感染予防に関するガイドライン（四訂版）』[1]では、HBVキャリアとHCVキャリアに対する厳格な感染対策が推奨されています。

　とくにHBVは室温で最低7日間は環境表面に存在することが可能なので、定期的な清掃や消毒が行われていない透析装置や透析関連物品が感染源となり、透析スタッフの手指、透析関連物品から新規感染をひき起こす可能性があります。このため、HBVキャリアは個室隔離透析か、隔離が不可能な場合はベッド固定、HCVキャリアにはベッド固定を行います。いずれのキャリアでも、専用の透析装置や透析関連物品を使用することが推奨されています[1]。

2. 結核

　結核は飛沫核感染（空気感染）なので、排菌のある透析患者がいた場合は、感染者を隔離入院として抗結核薬の投与を行います。院内感染防止のために、早期発見・早期治療が重要です。そして、同時に透析室にいた透析患者や医療スタッフを対象に、接触者検診を行います。通常は排菌陽性の肺や気管支、咽頭結核患者のみが感染源となり、呼吸器以外の肺外結核（結核性胸膜炎、胸水例でも）が周囲に感染する可能性はきわめて低いとされています。透析患者での結核の罹患率は一般人口の約10倍程度と報告されており[1]、透析患者では肺結核以外に胸膜炎や粟粒結核、リンパ節結核などの頻度が高い特徴があります。

患者に伝えたい日常管理のポイント

1. B型肝炎ウイルス・C型肝炎ウイルス

HBV・HCVは血液や体液が血管内に侵入して感染する病気なので、たとえばひげそりやバリカン、ピアッサー、歯ブラシなど、血液や体液が付着している可能性のある器具は家族や友人などと共用しないことが大切です。万が一共用する必要がある場合には、十分な洗浄と消毒が必要です。日常生活における会話や握手、会食や家庭での食事、食器や筆記用具の共用で感染することはありません。また、主としてHBVは性行為で感染する可能性があります。HBVはワクチンによる予防が可能なので、HBVキャリアの家族にはHBワクチンの接種を勧めましょう。

2. 結 核

2～3週以上続く咳や発熱がある場合は結核の可能性があるため、早めに医療者へ相談するよう伝えましょう。

・おさらい 検査&検査値理解のポイント・

- HBs抗原陽性者とHCV RNA陽性者はキャリアのため、透析室での感染対策の対象です。
- HBVキャリアとHCVキャリアは肝臓内科を紹介受診して、治療や肝臓の状態を評価するための定期的な画像検査を行います。
- HBVの感染予防にはHBワクチンが有効なので、患者家族や医療スタッフ、非感染透析患者へのワクチン接種が推奨されます。
- 一般的な結核の診断に行われているツベルクリン反応は、透析患者においては免疫能の低下から感度が低く、偽陰性を呈することが多いです。また、BCG接種の影響により偽陽性となることもあります。

◆ 引用・参考文献 ◆

1) 厚生労働科学研究費補助金エイズ対策研究事業HIV感染症及びその合併症の課題を克服する研究（H24-エイズ-指定-002）HIV感染患者における透析医療の推進に関する研究．透析施設における標準的な透析操作と感染予防に関するガイドライン．四訂版．東京，日本透析医会，2015，185p．

豊済会下落合クリニック理事長／院長
菊地 勘（きくち・かん）

第1章 血液検査

22 マグネシウム（Mg）

何がわかる？

アデノシン三リン酸（ATP）産生、核酸、糖・脂質代謝酵素の補酵素で、Ca拮抗、抗酸化、抗炎症、抗不整脈、血管石灰化抑制作用などを有します。

✓ 検査頻度

原則月に1回、週はじめの透析前後に実施します。目標上限値に近い場合は2週に1回に測定回数を増やします。

✓ 注意点

- 慢性便秘でMg製剤を投与中の場合は、定期的な血中Mg濃度の測定と心電図検査を行い、安全性を確認します。
- 腸閉塞時には、低用量のMg製剤でも目標上限値を超えることがあるため、注意が必要です。

基準値・目標値

基準値：1.8〜2.6mg/dL（キシリジルブルー法）[※1]
目標値：透析患者では、2.6〜4.5mg/dL（私案）[※2]

※1 慢性摂取不足下での測定値です。
※2 後述する観察研究の成績から想定される、筆者が予後良好と考える血清Mg値です。

マグネシウムの役割

　マグネシウム（Mg）は、300種類を超える酵素の補酵素で、とくにアデノシン三リン酸（adenosine triphosphate；ATP）にかかわるすべての酵素、核酸、蛋白質、糖・脂質代謝、活性酸素消去酵素などの補酵素で、かつL型・N型Caチャネル拮抗、細胞内電解質保持作用などを介して、生体機能、とりわけ心血管・神経・筋・内分泌機能の維持や調節に寄与しています。

慢性的なマグネシウム摂取不足

　Mgの過不足は、摂取量、腸管吸収、腎排泄により規定されます。厚生労働省による日本人におけるMg摂取推奨量は、30〜49歳男性で370mg/dayとされています。しかし、国民健康栄養調査の成績では、1945〜2015年の日本国民のMg摂取量は約250〜260mg/day前後と、推奨量の約3分の2に留まり、慢性摂取不足の状態にあることが示されています。

　健常者における血清Mg値の基準値は、1.8〜2.6mg/dL（キシリジルブルー法）とされていますが、この基準値は慢性摂取不足下での測定値であることを認識する必要があります。

マグネシウム摂取量と生活習慣病発症との関連

　次に、Mg摂取量とメタボリックシンドローム（metabolic syndrome；MetS）、2型糖尿病（type 2 diabetes mellitus；T2DM）発症との関連を検討した臨床疫学研究の成績について述べます。Mg摂取量の増加は背景因子を調整しても、MetS[1]およびT2DM[2,3]の発症リスクを有意に抑制し、この機序にはMg摂取量の増加によるインスリン抵抗性改善、炎症性サイトカイン産生抑制が寄与することが報告[2]されています。これらの成績は、慢性のMg摂取不足がMetSやT2DMの発症リスクを高めるということを支持するものです。

マグネシウム不足を促進する因子

　Mgの腸管からの吸収には、まず食品中のMgがイオン化される必要があり、それには胃から胃酸が十分に分泌されることが必須とされます。胃酸分泌を強力に抑制するプロトンポンプ阻害薬（PPI）の1年以上にわたる長期投与により、消化管からのMg吸収が減少し、低Mg血症を生じることがわかり、2011年3月2日に、アメリカ食品医薬品局（FDA）から医療者向けに注意喚起がなされています。筆者らの、日本人循環器疾患患者におけるヒスタミン2受容体拮抗薬（H₂B）とPPIをいずれも1年以上投与したそれぞれ100例の検討では、血清Mg値2.0mg/dL以下および1.8mg/dL以下の頻度は、それぞれH₂Bの8％、3％に比べ、PPIでは18％、10％と2倍以上の頻

度であることが判明しました。これらの成績から、慢性摂取不足にPPIの長期投与が加わると、Mg不足が一層、助長されると考えられます。

腎からのMg排泄増加を介してMg不足を促進する因子として、血漿アルドステロン値上昇、インスリン抵抗性、上皮成長因子受容体（epidermal growth factor receptor；EGFR）阻害薬などが挙げられます。アルドステロンは皮質部集合管での、インスリン抵抗性は遠位尿細管での、EGFR阻害薬はヘンレ上行脚と遠位尿細管でのMg輸送チャネルであるTRPm6を抑制し、尿中Mg排泄を増加させるとされます。Mg摂取量の減少によるMetSやT2DMでは、インスリン抵抗性に加えてアルドステロン分泌が増加し、これらはいずれも腎Mg排泄の増加を促進し、Mg欠乏とインスリン抵抗性の増大、T2DMの悪化の悪循環を形成します[4]。

慢性的なマグネシウム欠乏が招く疾患と症状

慢性Mg欠乏（低Mg血症）は、上記に加えて糖尿病性腎症・非糖尿病性腎症の末期腎不全への進展促進[5]、T2DMや心不全患者の心電図QTcd（心拍数補正QT時間のばらつき）の増大[6]、致死性心室性不整脈発現・心臓突然死[7]、透析患者を含む慢性腎臓病（chronic kidney disease；CKD）患者の血管石灰化進展[8〜10]に大きく寄与していることがあきらかにされ、その意義が注目されています。

Mgのカルシウム（Ca）拮抗作用・降圧効果については、Mg 368mg/dayを3ヵ月間投与すると、プラセボに比べて収縮期血圧が2mmHg、拡張期血圧は1.78mmHg低下し、この際の血清Mg濃度の上昇度と拡張期血圧の低下度が有意に相関することが、無作為化比較試験のメタ解析により示されています[11]。また、Mgのインスリン抵抗性改善については、肥満・耐糖能異常・CKDステージG2ないしG3で低Mg血症（血清Mg値が1.8mg/dL未満）を有する患者に酸化マグネシウムをMg量として365mg/dayを3ヵ月間投与することにより、プラセボに比べていずれも有意に腹囲・HbA1c・空腹時血漿インスリン値・インスリン抵抗性・血清尿酸値を低下、血清アルブミン値を上昇させ、Mg欠乏改善による糖代謝を含む代謝改善の有用性が無作為化比較試験のメタ解析で示されています[12]。

SGLT2阻害薬におけるマグネシウム欠乏改善効果

近年、心血管合併症をもつハイリスクT2DM患者に対するSGLT2阻害薬の、心血管イベント、とくに心臓突然死・心不全死・心不全による入院および腎症進展抑制効果が報告[13,14]され、注目されています。心血管イベント、とくに突然死抑制の機序と関連し、SGLT2阻害薬のT2DMにおけるMg欠乏改善（血清Mg値上昇[15,16]、腎Mg排泄率抑制[13]）作用と心電図QTcd短縮・改善（投与前QTcd増大例のみ短縮・改善）効果[17]が報告され、Mg欠乏改善と突然死抑制ならびに心

不全の進展抑制の機序の解明の研究が進められています。

血液透析患者の血清マグネシウム目標値

血液透析患者ではたんぱく質・食塩の摂取制限が指導され、Mg摂取量は健常者より少ないと考えられます。また、透析液のMg濃度はわが国では1mEq/L（1.215mg/dL）と低く設定され、Mg不足を補充できる状況にはないといえます。

1. 血清マグネシウム値と生命予後に関する後ろ向き観察研究

血清Mg値と1年後の生命予後についての後ろ向き観察研究がなされています。日本透析医学会統計調査委員会のデータを用いたSakaguchiら[18]の検討では、各種背景因子を補正した後も、血清Mg値＜2.7mg/dL群では、血清Mg値≧2.8mg/dL、＜3.1mg/dL群に比べ、全死亡および心血管死亡のリスクが有意に高いことを、また、米国の血液透析患者のコホート研究[19]（透析液Mg濃度＜0.91mg/dLから≧1.82mg/dLまでの5区分）では、血清Mg値＜2.55mg/dL群が≧2.55mg/dLの区分に比べ、諸因子調整後の全死亡、心血管死、心臓突然死のリスクが有意に高いことが報告されています。

2. 血清マグネシウム値と生命予後に関する前向き観察研究

前向き観察研究では、MatiasらからMg濃度1mmol/L（2.43mg/dL）の透析液を用いた血液透析濾過（HDF）施行206例での検討結果が報告[20]されています。ベースラインの症例全体の血清Mg値は1.99〜4.40mg/dLで、血清Mg値が≧2.79mg/dL群に比べ、＜2.79mg/dL群において、心血管危険因子調整後の48ヵ月の全死亡、心血管死亡のいずれにおいても有意に高いこと、また、血清Mg値＜2.79mg/dL群は脈圧≧65mmHg、左室重量係数≧140g/m^{2}および血管石灰化スコア≧3のいずれも有意な予測因子であることが示されています。

3. 予後良好が想定される血清Mg値

これらの観察研究の成績から、想定される血液透析患者での予後良好の血清Mg値を私見で2.6〜4.5mg/dLとしましたが、基準値（1.8〜2.6mg/dL）の上限値を超える高Mg血症レベルとなっています。高Mg血症時の臨床症状は、一般には5mg/dL未満では出現することはほとんどないとされています。5mg/dLを超えると、深部腱反射（アキレス腱反射）の低下や筋脱力感が感度のよい指標とされています。目標上限値についての明確なエビデンスはありませんが、前述の観察研究の成績と安全性の観点から、現時点で4.5mg/dLとしました。今後の前向き大規模二重盲検試験[21]による至適血清Mg値の設定を期待したいと思います。

おさらい 検査&検査値理解のポイント

- 血清Mg値の基準値は慢性Mg摂取不足下での値であること、慢性的なMg不足はインスリン抵抗性、糖・脂質代謝異常、酸化ストレス増大、慢性炎症進展、血管石灰化などを介して心血管病の発症、進展、突然死を含む生命予後のリスクになることを認識しましょう。
- 血液透析患者の血清Mg値の測定は原則月に1回、心電図検査と並行して定期的に行います。
- 血液透析患者の血清Mg値の血管石灰化進展抑制・生命予後改善の目標値は、観察研究の成績から、2.6～4.5mg/dLと推定されますが、今後の大規模介入試験による検証が必要です。
- 血清Mg値が4.5mg/dLより高値で持続する場合は、アキレス腱反射の経時的な把握と血清Mg値の測定、心電図検査を2週に1回に増やし、高カリウム血症の合併にとくに注意します。
- 腸閉塞、腸管バリア機能の低下例では、比較的少量のMg製剤でも高Mg血症を呈することがあるため、注意が必要です。

◆ 引用・参考文献 ◆

1) He, K. et al. Magnesium intake and incidence of metabolic syndrome among young adults. Circulation. 113 (13), 2006, 1675-82.
2) Kim, DJ. et al. Magnesium intake in relation to systemic inflammation, insulin resistance, and the incidence of diabetes. Diabetes Care. 33 (12), 2010, 2604-10.
3) Kirii, K. et al. Magnesium intake and risk of self-reported type 2 diabetes among Japanese. J. Am. Coll. Nutr. 29 (2), 2010, 99-106.
4) Gommers, LM. et al. Hypomagnesemia in Type 2 Diabetes : A vicious circle? Diabetes. 65 (1), 2016, 3-13.
5) Sakaguchi, Y. et al. Hypomagnesemia in type 2 diabetic nephropathy : a novel predictor of end-stage renal disease. Diabetes Care. 35 (7), 2012, 1591-7.
6) 川村祐一郎ほか. 大学入学検診時心電図におけるQT dispersionと血中マグネシウム濃度との関連. JJSMgR. 18 (1), 2000, 55-8.
7) Gottlieb, SS. et al. Prognostic importance of the serum magnesium concentration in patients with congestive heart failure. J. Am. Coll. Cardiol. 16 (4), 1990, 827-31.
8) 建田早百合ほか. 慢性透析患者の動脈硬化および虚血性心疾患の成因に関わる血中イオン化マグネシウムの意義. 日本透析医学会雑誌. 32 (3), 1999, 175-84.
9) Ter Braake, AD. et al. Magnesium counteracts vascular calcification : Passive interference or active modulation? Arterioscler. Thromb. Vasc. Biol. 37 (8), 2017, 1431-45.
10) Sakaguchi, Y. et al. Magnesium modifies the cardiovascular mortality risk associated with hyperphosphatemia in patients undergoing hemodialysis : A cohort study. PLoS. One. 9 (12), 2014, e116273.
11) Zhang, X. et al. Effects of magnesium supplementation on blood pressure : a meta-analysis of randomized double-blind placebo-controlled trials. Hypertension. 68 (2), 2016, 324-33.
12) Toprak, O. et al. Magnesium replacement improves the metabolic profile in obese and pre-diabetic patients with mild-to-moderate chronic kidney disease : a 3-month, randomised, double-blind, placebo-controlled study. Kidney Blood Press. Res. 42 (1), 2017, 33-42.

13) Zinman, B. et al. Empagliflozin, cardiovascular outcomes, and mortality in type 2 diabetes. N. Engl. J. Med. 373 (22), 2015, 2117-28.
14) Neal, B. et al. Canagliflozin and cardiovascular and renal events in type 2 diabetes. N. Engl. J. Med. 377 (7), 2017, 644-57.
15) Tang, H. et al. Elevated serum magnesium associated with SGLT2 inhibitor use in type 2 diabetes patients : a meta-analysis of randomised controlled trials. Diabetologia. 59 (12), 2016, 2546-51.
16) 古山士津子ほか. 2型糖尿病患者におけるSGLT2阻害薬カナグリフロジン投与時の血中及び腎マグネシウム動態変動の意義. 糖尿病. 60 (10), 2017, 700-8.
17) Sato, T. et al. Effect of sodium-glucose co-transporter-2 inhibitors on impaired ventricular repolarization in people with Type 2 diabetes. Diabet. Med. 34 (10), 2017, 1367-71.
18) Sakaguchi, Y. et al. Hypomagnesemia is a significant predictor of cardiovascular and non-cardiovascular mortality in patients undergoing hemodialysis. Kidney Int. 85 (1), 2014, 174-81.
19) Lacson, E. Jr. et al. Serum magnesium and mortality in hemodialysis patients in the United States : A cohort study. Am. J. Kidney Dis. 66 (6), 2015, 1056-66.
20) Matias, PJ. et al. Lower serum magnesium is associated with cardiovascular risk factors and mortality in haemodialysis patients. Blood Purif. 38 (3-4), 2014, 244-52.
21) Bressendorff, I. et al. The effect of magnesium supplementation on vascular calcification in chronic kidney disease : a randomised clinical trial (MAGiCAL-CKD) : essential study design and rationale. BMJ. Open. 7 (6), 2017, e016795.

北海道恵愛会札幌南一条病院顧問／循環器・腎臓内科
菊池 健次郎（きくち・けんじろう）

同腎臓病センター
福島 亮（ふくしま・まこと）

第1章 血液検査

23 ビタミンB_{12}／葉酸

何がわかる？

ビタミンB_{12}および葉酸の欠乏は、貧血や神経症状の原因となります。

✓ 検査頻度

摂食不良が続くときや、神経症状や大球性貧血を認めるときに適時測定します。検査は透析前に実施します。

✓ 注意点

ビタミンB_{12}および葉酸は血液透析で除去されるため、透析後に検査を実施すると低値となる可能性があります。

基準値・目標値

ビタミンB_{12}：200～1,000pg/mL
葉酸：3.6～12.9ng/mL

ビタミンB₁₂とは

　一般にビタミンB₁₂は、レバーなどの動物性食品や貝類、海苔などに多く含まれ、野菜などの植物性食品には含まれません。

　ビタミンB₁₂は水溶性であり、蛋白結合率が比較的高い物質です。遊離型は直接透析で除去され、蛋白結合型はアルブミン漏出率が高いハイパフォーマンス膜を用いた透析などで除去されることがあります。また、透析患者では食事制限からビタミンB₁₂が欠乏することがあります。さらに、ビタミンB₁₂欠乏による味覚障害が原因で食欲が低下し、栄養状態が悪化する悪循環となることがあります。ビタミンB₁₂値の低下または上昇の原因となる疾患および薬剤を**表1**[1, 2]に示します。

葉酸とは

　葉酸は、レバーなどの動物性食品に含まれますが、えだまめや芽キャベツ、ほうれんそう、しゅんぎく、サニーレタス、ブロッコリー、アスパラガスなどの野菜にも多く含まれます。葉酸は水溶性であり、体内では60％が蛋白質に結合して存在します。遊離型は直接透析で除去されます。葉酸値低下の原因となる疾患および薬剤を**表2**[1, 2]に示します。

検査の目的・頻度

　ビタミンB₁₂・葉酸の欠乏は、大球性貧血や神経症状の原因となります。また、ビタミンB₁₂や葉酸の欠乏を示す患者はホモシステインが高値であることが多く、心血管疾患のリスクが高まります。したがって、ビタミンB₁₂や葉酸の評価は、合併症の診断や心血管疾患のリスク軽減につながります。

　ビタミンB₁₂や葉酸は食事の影響を受けるため、摂食不良が続く場合にこれらの検査を施行しま

表1 ビタミンB₁₂値に影響する疾患および薬剤（文献1、2より作成）

低下	胃・回腸切除後、萎縮性胃炎、胃内因子抗体陽性、悪性貧血、吸収不良症候群、クローン病、膵機能不全、慢性アルコール中毒 薬剤性：抗てんかん薬（フェニトイン、フェノバルビタール、プリミドン）、コレスチラミン、メトホルミン塩酸塩、H₂受容体拮抗薬、プロトンポンプ阻害薬、経口避妊薬
上昇	うっ血性心不全、糖尿病、急性肝炎、劇症肝炎、悪性腫瘍

表2 葉酸値低下の原因となる疾患および薬剤（文献1、2より作成）

吸収不良症候群、膵嚢胞性線維症、セリアック病、甲状腺機能亢進症、悪性腫瘍、溶血性貧血
薬剤性：葉酸拮抗薬（メトトレキサート）、抗てんかん薬（フェニトイン、プリミドン）、抗結核薬（サイクロセリン、イソニアジド）、経口避妊薬

す。また、神経症状や大球性貧血を認めるときに、原因を鑑別するために測定します。ビタミンB_{12}や葉酸が異常値を示す場合、原因となる疾患が隠れている可能性があります。

透析患者における正常値・異常値

　一般患者と同様に評価し、ビタミンB_{12}は200〜1,000pg/mL[2]、葉酸は3.6〜12.9ng/mL[2]が基準値となります。ビタミンB_{12}も葉酸も血液透析で除去されるため、透析後に検査を実施した場合は低値となる可能性があります。

異常値の原因・症状

　食物中のビタミンB_{12}は、蛋白分解酵素の作用で遊離体となり、胃内で内因子と結合して小腸（回腸）から吸収されます。そのため、胃酸分泌を抑制するH_2受容体拮抗薬やプロトンポンプ阻害薬を内服している患者でビタミンB_{12}の吸収が不良となります。また、消化管手術を受けた患者では、ビタミンB_{12}や葉酸の欠乏頻度が高くなります。胃切除や回腸の手術はビタミンB_{12}欠乏の原因となり、十二指腸や空腸の手術を受けた人では葉酸が欠乏しやすくなります。

1. 神経症状とビタミンB_{12}・葉酸の欠乏

　ビタミンB_{12}の欠乏は、末梢神経障害や味覚障害、認知障害、運動失調などの神経症状の原因となります。葉酸も神経症状の原因となりますが、抑うつ症状を呈する頻度が高くなります。

2. 貧血とビタミンB_{12}・葉酸の欠乏

　腎性貧血では平均赤血球容積（mean corpuscular volume；MCV）が正球性〜大球性を示すことが多く、MCVが低値を示す小球性の場合は鉄欠乏を合併している可能性が高くなります。一方、葉酸やビタミンB_{12}が欠乏すると、MCVが高値の大球性貧血の原因となります。ビタミンB_{12}が欠乏している患者では、汎血球減少を示すこともあります。

治療

　ビタミンB_{12}が欠乏している場合は、筋注または経口のメコバラミンでビタミンB_{12}を投与します。葉酸欠乏には経口薬が投与されます。

患者に伝えたい日常管理のポイント

　高齢透析患者や、胃腸疾患や心血管疾患などを合併した透析患者では、栄養状態が悪化しやすく、葉酸やビタミンB_{12}の欠乏の影響が生じやすいため注意が必要です。

おさらい 検査&検査値理解のポイント

- ビタミンB₁₂や葉酸の欠乏は、貧血や神経症状の原因となります。
- 高齢者や消化管手術後の患者、栄養障害がある患者では、ビタミンB₁₂・葉酸の欠乏に注意が必要です。
- 透析からの除去を考え、透析前の血液検査によりビタミンB₁₂と葉酸の評価を行います。

◆ 引用・参考文献 ◆

1) 小船雅義ほか．栄養障害と貧血．日本医師会雑誌．147 (4)，2018，725-9．
2) 花房規男ほか．"血液生化学（代謝，内分泌）"．透析患者の検査値の読み方．改訂第3版．秋澤忠男監修．東京，日本メディカルセンター，2013，196-201．

昭和大学江東豊洲病院内科系診療センター腎臓内科准教授
本田 浩一（ほんだ・ひろかず）

第1章 血液検査

24 微量元素（亜鉛・銅・セレン）

何がわかる？

微量元素とは、生体内の血液や組織の中に非常に微量（mg/L未満）に含まれる元素（金属）のことです。現時点では、微量元素濃度と予後との関連はあきらかにされていません。

✓ 検査頻度

透析患者では、一度は血清中の微量元素濃度の測定を行うことが望ましいです。

✓ 注意点

透析患者で観察される血清微量元素濃度の異常と予後との関連性は十分にあきらかにされていないため、異常値が観察されても過度に不安を煽らないようにしましょう。

基準値・目標値

亜鉛：59～135μg/dL、銅：66～130μg/dL、セレン：107～171μg/L、鉄：60～210μg/dL（男性）、50～170μg/dL（女性）、アルミニウム：10μg/dL以下、マンガン：0.8～2.5μg/dL

※すべて健常者における基準値・目標値

検査の目的・頻度

微量元素測定に関しては、明確なガイドラインがありません。透析治療中の患者では、血中セレン濃度が低いと死亡リスクが高い可能性があると報告されています。一度は血清中の微量元素濃度の測定を行って、正常範囲内にあることを確認することが望ましいでしょう。

検査結果をどう解釈するか

表に、おもな微量元素について、健常者の血清値の正常範囲と透析患者で観察される異常についての概要を示します[1, 2]。またTonelliらは128の研究論文のシステマティックレビューを試み、血液透析患者では①カドミウム・クロム・バナジウム・銅・鉛が過剰に蓄積する例が多い、②マンガン・亜鉛・セレンが欠乏する例が多い、ということを示唆しています[3]。なお、透析患者では血清鉄が低下していることが知られていますが、鉄に関する詳細は50ページを参照してください。

Tonelliらは、血液透析患者で観察される血清微量元素濃度と予後との関連性についても報告しています。カナダの血液透析患者1,278人を対象に、25の微量元素血清濃度と予後との関連性を検討した研究成果によると、血液透析患者で観察される亜鉛やマンガンの血中レベル低下、鉛・ヒ素・水銀の血中レベル上昇は血液透析患者の死亡リスクを上げてはおらず、低下した血中セレン濃度が唯一死亡リスクを上げていることが示されました[4]。また、日本人血液透析患者1,041名を対象に5年間前向き調査を実施した結果、血清セレン低値（4分位の最低群）が、有意に死亡リスクが高く、感染症死亡リスクが高いことが示されました[5]。現時点では、血液透析患者において血中セレン濃度がかなり低いと（Fujishima論文[5]では85μg/L以下）、死亡リスクが有意に高いことが示され、透析患者で観察される微量元素の異常のなかでもセレン低値が解決すべき問題点となっています。

表■生体内微量元素の健常者での血清正常値および透析患者での動態（文献1、2より作成）

微量元素	血清正常値	測定法	血液透析（HD）・腹膜透析（CAPD）による影響
亜鉛	59～135μg/dL	原子吸光分析	血清中低下（HD）、赤血球中上昇（HD）、白血球中低下（HD）
銅	66～130μg/dL	原子吸光分析	血清中正常または上昇（HD）、血清中正常（CAPD）、赤血球中低下（HD、CAPD）
セレン	107～171μg/L	原子吸光分析	血清中低下（HD、CAPD）
鉄	男性：60～210μg/dL 女性：50～170μg/dL	比色法	血清中低下、組織中低下（HD、CAPD）
アルミニウム	10μg/dL以下	原子吸光分析	かつては血清中と組織中で上昇が問題となった（HD、CAPD）
マンガン	0.8～2.5μg/dL	原子吸光分析	血清中低下（HD、CAPD）

微量元素異常値の原因・症状・対処法

　前述したように、慢性腎臓病（chronic kidney disease；CKD）では体内の微量元素の組織濃度が健常者と比べて大きくずれていることが知られています。その原因としては、多くの微量元素が腎から排泄され、そして腎機能障害では排泄が不十分となって微量元素の体内量が増加してしまうことが推定されています。また透析患者では、過剰な微量元素の取り込みや喪失が透析治療中に生じてしまうことが指摘されています。しかし、異常な血清微量元素濃度が、透析患者の死亡リスクを上げているとは限らず、現在収集できるエビデンスからは、微量元素濃度が異常だからといってあわてて補正する必要性はないと考えられます。

　透析患者では唯一、血中セレン濃度が低い人の死亡リスクが高いことが示されています。なぜ透析患者で血中セレン濃度が低下するのかについては、十分に解明されていません。フランスの研究では、透析をすることで血中セレン濃度が低下することが示され、体内のセレンが透析膜によって外部に失われてしまう可能性が示されています[6]。今後、透析廃液中にどの程度のセレンが含まれているのかについての研究成果の公表が待たれます。

　セレン欠乏による症状としては、透析患者ではあきらかにされていませんが、非経口栄養投与を実施している患者でセレン欠乏が起きることが多数報告されており、米国静脈経腸栄養学会（American Society for Parenteral and Enteral Nutrition；ASPEN）の報告では、心筋症・筋痛症・筋炎・溶血・細胞性免疫障害などが挙げられています[7]。

　現時点でわが国では静脈投与のセレン製剤は市販されていないため、セレン欠乏症があきらかになった場合のセレン補充法には、セレンを含んだ栄養補助剤を用いることが現実的な対処法といえます。セレン含有栄養補助製剤としては、ブイ・アクセル（ニュートリー社製品、1パック7gを水30mLに溶解して使用〈セレン50μg含有〉）、テゾン®（テルモ社製、1パック125mL〈セレン20μg含有〉）などがあります。

患者に伝えたい日常管理のポイント

　透析患者では体内の微量元素の組織濃度が健常者と比べて大きくずれていることが知られ、その原因として腎機能障害では微量元素の腎からの排泄が不十分となって微量元素の体内量が増加したり、透析治療により過剰な微量元素の取り込みや喪失が生じたりすることが推定されています。しかし、透析患者で観察される微量元素値の異常が必ずしも予後の悪さにつながっているわけではないことから、必要以上に透析患者に不安を与えるべきではありません。また、一部の透析患者では極端なセレン欠乏がみられることがあり、その患者の死亡リスクは高いことが予想されます。その場合は、セレン含有栄養補助製剤などを推奨することで、患者の予後を改善する可能性があります。また、セレン欠乏にある患者へ安心感を与えることも大切と考えられます。

・おさらい 検査&検査値理解のポイント

- 微量元素とは、生体内の血液や組織の中に非常に微量に含まれる元素（金属）のことであり、生体にとって必要な成分です。
- 透析患者の一部では、カドミウム・クロム・バナジウム・銅・鉛が過剰に蓄積する傾向がみられ、また、一部の透析患者ではマンガン・亜鉛・セレンの欠乏もみられます。
- 透析患者で観察される微量元素値の異常が必ずしも予後の悪さにつながっているわけではありません。
- 透析患者の一部でみられるセレン欠乏は、死亡リスクを上昇させることが確認されています。セレン含有栄養補助製剤などを推奨することで、患者の予後が改善する可能性があります。

◆引用・参考文献◆

1) Kopple, JD. "Trace elements and vitamins". Handbook of Nutrition and the Kidney. Mitch, WE. et al. Ed. Philadelphia, Wolter Kluwer, 2010, 163-76.
2) BML. セレン（Se）, (http://uwb01.bml.co.jp/kensa/search/detail/3802296).
3) Tonelli, M. et al. Trace elements in hemodialysis patients: a systematic review and meta-analysis. BMC. Med. 7, 2009, doi: 10.1186/1741-7015-7-25.
4) Tonelli, M. et al. Concentrations of Trace Elements and Clinical Outcomes in Hemodialysis Patients: A Prospective Cohort Study. Clin. J. Am. Soc. Nephrol. 13 (6), 2018, 907-15.
5) Fujishima, Y. et al. Serum selenium levels are inversely associated with death risk among hemodialysis patients. Nephrol. Dial. Transplant. 26 (10), 2011, 3331-8.
6) Saint-Georges, MD. et al. Correction of selenium deficiency in hemodialyzed patients. Kidney Int. Suppl. 27, 1989, S274-7.
7) A.S.P.E.N. Clinical Practice Committee Shortage Subcommittee. A.S.P.E.N. parenteral nutrition trace element product shortage considerations. Nutr. Clin. Pract. 29 (2), 2014, 249-51.

盛岡つなぎ温泉病院内科診療部長／岩手医科大学医学部内科学講座循環器内科分野
大澤 正樹（おおさわ・まさき）

第1章 血液検査

25 カルニチン

何がわかる？

カルニチンは、透析で除去されてしまう生体物質です。カルニチンの欠乏は、筋肉症状や心症状、エリスロポエチン（EPO）抵抗性貧血などの原因の一つになると考えられています。

✓ 検査頻度

カルニチン欠乏症が疑われるときに実施します。カルニチン補充療法の治療中は、3ヵ月に1回行います。

✓ 注意点

- カルニチンは透析により除去されてしまうため、かならず透析前に検査を行います。
- カルニチン補充療法を行っている場合は、高値を示します。

基準値・目標値

遊離カルニチン：
36μmol/L以上74μmol/L以内

検査の目的・頻度

　カルニチンはアミノ酸由来の生体内物質です。エネルギー源となる長鎖脂肪酸をミトコンドリア内に運び込むのに必要なキャリアーとして重要なはたらきをしています。また、心筋細胞や筋肉のエネルギー源の80％は長鎖脂肪酸由来で産生されており、カルニチンはエネルギー産生において非常に重要な物質です。

　食物では赤肉や乳製品に多く含まれており、人体に必要な量の約75％が食事から摂取されます。残り約25％は体内の肝臓、腎臓、脳で生合成されますが、心筋細胞や筋肉では産生されません。体内のカルニチンの99％以上は骨格筋などの組織中に広範囲に分布し、血中にはわずかしか存在していません。

　健常者では、遊離カルニチンは腎臓の糸球体で濾過され、尿細管でほとんどが再吸収されます。しかし、血液透析治療を受けている患者では、腎不全のため腎臓によるカルニチンの産生が低下します。また、蛋白質制限によって食事からのカルニチンの摂取量が低下し、カルニチンが欠乏しやすい状態にあります。さらにカルニチンは分子量が161.2Daと小さく、かつ蛋白結合性がないため透析により除去されてしまい、血液中の遊離カルニチンは減少します。また、アシルカルニチンが蓄積することで、相対的にアシルカルニチン／遊離カルニチン比が大きくなります。

　透析患者におけるカルニチンの欠乏は、貧血や心機能低下、筋力低下などに関与していると考えられています。2018年2月から、血中の総カルニチンと遊離カルニチンの検査である「血中カルニチン2分画検査」が保険収載されました。上記の症状に対して明確な原因が否定された場合、カルニチン欠乏症を疑い、血中カルニチン検査を行うことが推奨されます[1]。カルニチン補充療法を行っている患者の場合は、目的とした症状の治療効果を観察するために、3ヵ月間隔で検査を行うことが望ましいでしょう。

透析患者における正常値・異常値

　日本小児学会『カルニチン欠乏症の診断・治療指針2016』[1]によると、遊離カルニチン値が20μmol/L未満ではカルニチン欠乏症と診断します。そして、遊離カルニチン値が20μmol/L以上36μmol/L未満またはアシルカルニチン／遊離カルニチン比が0.4より大きければ、カルニチン欠乏症が発症する可能性がきわめて高いと診断します。遊離カルニチン値が36μmol/L以上74μmol/L以内は正常であり、遊離カルニチン値が74μmol/Lより大きければ肝不全・肝硬変、横紋筋融解症などが疑われます。

異常値の原因と症状

　カルニチン欠乏症は、先天的疾患を原因とする一次性カルニチン欠乏症と、そのほかの原因で

表■カルニチン欠乏症の症状

・筋肉症状（筋痙攣、筋力低下、極度の倦怠感）
・心症状（心肥大、心筋症、心機能低下、不整脈、突然死など）
・透析中の低血圧
・EPO抵抗性貧血

発症する二次性カルニチン欠乏症に大きく分類されています。保存期腎不全患者や慢性腎不全である透析患者のカルニチン欠乏症は、二次性カルニチン欠乏症に該当し、腎不全によるカルニチン産生の減少、食事制限・食欲不振によるカルニチン摂取不足、透析治療によるカルニチンの除去が原因とされています。腎不全患者以外では、抗てんかん薬として用いられるバルプロ酸や、抗生物質としてのピボキシル基含有プロドラッグの長期投与による薬剤性カルニチン欠乏症があります。また、カルニチンを含まない経管栄養剤で長期栄養管理された患者や完全静脈栄養（TPN）治療を行っている患者においても、カルニチンの摂取不足が原因でカルニチン欠乏症を発症することがあります。乳児および小児患者では、生合成量が成人に比べて少ないため、カルニチン欠乏症を生じやすいです[1]。

カルニチン欠乏症の症状を**表**に示します。これらの症状は透析患者の場合、多くの因子が関与していますが、カルニチン欠乏によることが発症原因の一つと考えられています。

カルニチン補充療法

「カルニチン欠乏症」あるいは「カルニチン欠乏症が発症する可能性がきわめて高い状態である」と診断された場合、レボカルニチン製剤を投与します。透析によるカルニチン欠乏症の場合、週3回透析後に静注（10〜20mg/kg/day）が推奨されています[1]。

カルニチン補充療法による効果

1. 筋肉症状の改善

長鎖脂肪酸の十分な利用が可能となります。そのため細胞内に蓄積したアシル化合物が代謝され、正常化することで筋痙攣や筋力低下、倦怠感に効果を示すと考えられています[2]。

2. 心症状の改善

左室肥大を呈していた患者の左室駆出分画（EF）を改善し、左室心筋重量係数（LVMI）が低下したという報告がされています[3]。

3. 低血圧の改善

透析中の低血圧は生命予後にも影響します。カルニチン補充療法によって低血圧を減らし、ま

た低血圧への対応件数も減ったと報告されています[4]。透析中の低血圧の治療がうまくいかないときには、レボカルニチン投与を考えることも推奨されています[5]。

4. エリスロポエチン抵抗性貧血の改善

腎性貧血はさまざまな因子によりもたらされますが、カルニチンの欠乏が赤血球膜の異常や赤血球酵素異常に関与していると考えられており、カルニチン補充療法によって赤血球寿命の改善が見込まれる可能性があります。また、血清C反応性蛋白（CRP）を低下させることも報告されており、遺伝子組換えヒトエリスロポエチン製剤（rHuEPO）を高用量使用しているにもかかわらず、目標ヘモグロビンに達することのできないような、赤血球造血刺激因子製剤（ESA）抵抗性を示している患者に対して効果が期待できます。しかしながら、メタ解析によって貧血やrHuEPO投与量に与える効果は示せなかったため[6]、KDIGOにおいてもレボカルニチン製剤をESA補助剤としないとされています[7]。貧血の改善効果に関して、今後の検討が必要と考えられます。

患者に伝えたい日常管理のポイント

カルニチンはとくに赤身の肉類や乳製品に多く含まれるため、それらを意識した食生活が重要です。

おさらい 検査&検査値理解のポイント

- 透析患者では、産生減少や摂取不足、透析による除去のためカルニチンが欠乏しやすいです。
- 臨床症状からカルニチン欠乏症が疑われた場合は、血中カルニチン検査による診断を行い、カルニチン補充療法を行います。

◆引用・参考文献◆

1) 日本小児科学会. カルニチン欠乏症の診断・治療指針 2016. 2016, 50p,（https://www.jpeds.or.jp/uploads/files/20161227_shishin.pdf）.
2) 高橋利和ほか. カルニチンと筋肉. 臨牀透析. 16(2), 2000, 201-6.
3) Higuchi, T. et al. Levocarnitine Improves Cardiac Function in Hemodialysis Patients With Left Ventricular Hypertrophy : A Randomized Controlled Trial. Am. J. Kidney Dis. 67(2), 2016, 260-70.
4) Kudoh, Y. et al. Hemodynamic Stabilizing Effects of L-Carnitine in Chronic Hemodialysis Patients. Cardiorenal. Med. 3(3), 2013, 200-7.
5) Kooman, J. et al. EBPG guideline on haemodynamic instability. Nephrol. Dial. Transplant. 22 (Issue Suppl 2), 2007, ii22-44.
6) Chen, Y. et al. L-Carnitine supplementation for adults with end-stage kidney disease requiring maintenance hemodialysis : a systematic review and meta-analysis. Am. J. Clin. Nutr. 99(2), 2014, 408-22.
7) KDIGO Clinical Practice Guideline for Anemia in Chronic Kidney Disease. Kidney Int. Suppl. 2(4), 2012, 279-335.

友秀会伊丹腎クリニック臨床工学室主任
山下 直哉（やました・なおや）

第1章 血液検査

26 脂質検査

何がわかる？
脂質検査では、リポ蛋白の分泌と異化代謝のバランスがわかります。また、脂質からみた粥状動脈硬化のリスクと栄養状態を知ることができます。

✓ 検査頻度
1～3ヵ月に1回程度実施します。検査前は必ずしも絶食でなくても構いません。

✓ 注意点
一度は二次性脂質異常症の鑑別をしておきましょう。

基準値・目標値

一次予防の場合：LDL-C ＜ 120 mg/dL
　　　　　　　　Non-HDL-C ＜ 150 mg/dL
二次予防の場合：LDL-C ＜ 100 mg/dL
　　　　　　　　Non-HDL-C ＜ 130 mg/dL

検査の目的・頻度

　一般に、血清脂質の異常は粥状動脈硬化の危険因子として重要です。透析患者では、これに加えて栄養障害のマーカーとしての意義があります。検査頻度に規則はありませんが、定期検査としてモニターする場合は1〜3ヵ月に1回程度の評価とし、脂質異常症の治療を開始・変更した場合のモニターとしては、1ヵ月に1回の検査を3ヵ月程度行うことが多いです。また、定期検査では、非空腹時採血のNon-HDL-Cが利用しやすいです。

検査結果からわかること

　総コレステロール（total cholesterol；TC）値は超低比重リポ蛋白（very low density lipoprotein；VLDL）、中間比重リポ蛋白（intermediate density lipoprotein；IDL）、低比重リポ蛋白（low density lipoprotein；LDL）、高比重リポ蛋白（high density lipoprotein；HDL）などのリポ蛋白に含まれるコレステロールの合計値です。粥状動脈硬化を促進するのは、HDL以外のVLDL、IDL、LDLであるため、これらの合計であるNon-HDL分画のコレステロール（Non-HDL-C）が、脂質からみた粥状動脈硬化促進リスクを表す指標になります。Non-HDL-CはTCからHDLコレステロール（HDL-C）を引き算しても求められます[1]。

　一方、肝臓から分泌されたVLDLはIDLを経てLDLに異化されるため、脂質異常症治療薬を用いていない場合は、Non-HDL-Cを脂質からみた栄養状態の指標として読むこともできます。低栄養状態ではHDL-Cも低下するため、HDL-CとNon-HDL-Cの合計であるTCの低値は低栄養の指標として用いられています[2]。

透析患者における正常値・異常値

　粥状動脈硬化の結果に生じる疾患としては、心筋梗塞や非心原性脳梗塞、末梢動脈硬化症が重要です。透析患者を対象として心筋梗塞や脳梗塞（厳密には心原性が除外されていない）の発症と脂質との関連性を調べたわが国のコホート研究[3]では、Non-HDL-Cが高いほど、またHDL-Cが低いほど、これらの心血管疾患の発症リスクが高いことが示されています。したがって、厳密に正常・異常、あるいは低リスク・高リスクを区分する線引きはできませんが、『血液透析患者における心血管合併症の評価と治療に関するガイドライン』[1]では、一次予防（まだ発症していない群での予防）の管理目標値として、LDLコレステロール（LDL-C）値を120 mg/dL未満、Non-HDL-C値を150 mg/dL未満にすることを提案しています。これらの値は、日本動脈硬化学会が提案している「一次予防高リスク群における管理目標値」[4]に一致しています。

　また、摂取量の不足や蛋白質・エネルギー消耗状態（protein-energy wasting；PEW）で低脂

表 ■ 血液透析患者における脂質異常症の臨床的意義 (文献1、2を参考に作成)

	高脂血症	低脂血症
臨床的意義	粥状動脈硬化のリスク	PEWの存在
目安となる値	管理目標値[1] ■一次予防群 Non-HDL-C＜150mg/dL LDL-C＜120mg/dL ■二次予防群 Non-HDL-C＜130mg/dL LDL-C＜100mg/dL	診断基準[2]の一つとして TC＜100 mg/dL

血症を呈する場合があり、国際腎と栄養代謝学会はTC値が100 mg/dL未満を低脂血症の診断基準の一つとして提示しています（**表**）[1, 2]。

異常値の原因・症状・対処法

　透析を要する慢性腎不全は、Non-HDL-Cを上昇させるよりもむしろ、PEWを生じる結果、Non-HDL-CやHDL-Cを低下させると理解されています。著しくNon-HDL-CあるいはLDL-Cが高い場合は、まず二次性脂質異常症の原因となる甲状腺機能低下症、糖尿病、まれではありますがクッシング症候群などの可能性を検討します。原発性脂質異常症として、家族性高コレステロール血症（familial hypercholesterolemia；FH）の合併も200～500人に1人程度の確率でありえます。

　通常、脂質異常症自体に自覚症状はありませんが、FHの場合はアキレス腱黄色腫による肥厚が認められ、触診で判断できる場合があります。脂質異常症などの結果、冠動脈や脳動脈、下肢動脈に狭窄が生じれば、胸痛や中枢神経障害、間歇性跛行などを呈しますが、典型的な訴えかたをする症例は少ないので注意が必要です。

　PEWでは体重減少や血清アルブミン値の低下などを伴いやすいですが、自覚症状は非特異的です。PEWの背後に慢性あるいは急性の炎症が潜んでいる場合があり、それを特定し対応することが重要です。

患者に伝えたい日常管理のポイント

　コレステロール値は高い状態だけではなく低い状態も問題があります。患者には、それぞれ、粥状動脈硬化のリスクとPEWに対応していることを理解してもらう必要があります。

おさらい 検査&検査値理解のポイント

- 透析患者の脂質検査からは、粥状動脈硬化のリスクとPEWを生じていないかどうかを読みとることができます。
- 定期検査では、非空腹時採血のNon-HDL-Cが利用しやすいです。
- Non-HDL-C高値は粥状動脈硬化のリスクを、TC低値は低栄養を示しています。

◆ 引用・参考文献 ◆

1) 日本透析医学会. 血液透析患者における心血管合併症の評価と治療に関するガイドライン. 日本透析医学会雑誌. 44 (5), 2011, 337-425.
2) Fouque, D. et al. A proposed nomenclature and diagnostic criteria for protein-energy wasting in acute and chronic kidney disease. Kidney Int. 73 (4), 2008, 391-8.
3) Shoji, T. et al. Elevated non-high-density lipoprotein cholesterol (non-HDL-C) predicts atherosclerotic cardiovascular events in hemodialysis patients. Clin. J. Am. Soc. Nephrol. 6 (5), 2011, 1112-20.
4) 日本動脈硬化学会編. 動脈硬化性疾患予防ガイドライン2017年版. 東京, 日本動脈硬化学会, 2017, 148p.

大阪市立大学大学院医学研究科血管病態制御学研究教授
庄司 哲雄（しょうじ・てつお）

第1章
血液検査

27 肝機能検査

何がわかる？

血中ASTやALTでは肝細胞障害の有無が、γ-GT（γ-GTP）では胆汁うっ滞や習慣飲酒が、LDでは細胞障害の程度がわかります。

✓ 検査頻度

いずれも月1回実施します。

✓ 注意点

透析患者ではAST値・ALT値は低値となります。

基準値・目標値

AST、ALT：20 IU/L以下
γ-GT（γ-GTP）：男性13〜70 IU/L以下
　　　　　　　　女性9〜27 IU/L以下
LD：120〜230 IU/L

※LD1：20〜31％、LD2：29〜37％、LD3：22〜28％、LD4：6〜12％、LD5：5〜13％

検査結果からわかること

1. アスパラギン酸アミノ基転移酵素（AST）・アラニンアミノ基転移酵素（ALT）

　アスパラギン酸アミノ基転移酵素（aspartate aminotransferase；AST）、アラニンアミノ基転移酵素（alanine aminotransferase；ALT）はトランスアミナーゼ（おもにアミノ酸代謝の過程において α-アミノ基を転移する酵素）の一種で、肝細胞障害時に肝細胞内より血中に逸脱します。したがって、血中のASTやALTが基準値を超える値を示せば、肝細胞障害を考えます。ASTは肝臓のみならず、心筋や骨格筋、腎臓などにも多く含まれるため、肝特異性は高くありません。また、赤血球中には血清中の約40倍のASTが含まれるため、溶血した検体ではASTは高値を示しますが、ALTは影響されません。ASTにはミトコンドリア内のmitochondrial AST（mAST）と細胞質内のsoluble AST（sAST）の2つの分画があり、mASTは肝特異性が高く、mASTの増加は重度の肝障害を示唆する所見です。ALTはおもに肝臓に存在するため、肝細胞障害のマーカーとして優れています[1]。

2. ガンマ・グルタミル・トランスフェラーゼ（γ-GT）

　かつてガンマ・グルタミル・トランスペプチターゼ（γ-glutamyltranspeptitase；γ-GTP）と呼称されていた酵素は、化学特性を正しく表現する意味で、最近はガンマ・グルタミル・トランスフェラーゼ（γ-glutamyltransferase；γ-GT）に統一されつつあります。

　γ-GTの臓器分布は腎臓でもっとも高く、肝臓の活性は低いですが、血清中に逸脱するγ-GTは主として肝由来です。胆汁うっ滞の病態で誘導されるため、胆道系疾患やアルコール性肝障害、閉塞性黄疸、原発性および転移性肝がんで高値を来します。アルカリフォスファターゼ（alkaline phosphatase；ALP）と異なり骨疾患では上昇しないので、肝胆道系のマーカーとして有用です。また、過度の習慣飲酒によっても上昇するので、いわゆる飲酒マーカーとしても有名です。個体差の大きな酵素であり、基準値は年齢や性、飲酒歴などの因子により変動します。

3. 乳酸脱水素酵素（LD）

　乳酸脱水素酵素（lactate dehydrogenase；LD〈LDHとも略されますが、最近はLDと略されることが多いです〉）は、さまざまな組織に広く分布し、組織・細胞の障害により血液中へ逸脱し、血中濃度が上昇するため、重症度の判定に有用です。また、LDは赤血球中にも多く存在するため、溶血により高値を示します。溶血が生じないかぎり、透析後に上昇することもなく、異常値の判定は健常者と同じと考えられています。LD値に性差は認められませんが年齢差があり、新生児で高く、その後徐々に低下し、14歳前後で一定値になります。

　LDはLD1からLD5までの分画に分けられ、障害部位を推定できます。LD1とLD2は心臓や赤血球に、LD2とLD3は白血球やがん組織に、LD4とLD5は肝臓に多く含まれます。LD4とLD5が増加している場合は、肝細胞障害の可能性が高いと考えられます。LDは臓器特異性が低いため、肝機能検査としての信頼性はやや劣ります。

透析患者における正常値・異常値

1. AST・ALT

　透析患者では、健常者に比べてAST値やALT値は有意に低く、保存期腎不全患者でも早期から血清クレアチニン値の上昇に伴い低下します（図）[2]。また、肝細胞障害が存在しても、健常者の正常域にとどまる症例が多いのが特徴です。透析患者では、AST値やALT値が健常者の正常範囲にあっても肝疾患の存在を否定できず、ほかの血液検査（ALP、γ-GTなど）や画像検査を含めた組み合わせが必要となります。透析患者のASTやALTの基準値は、20 IU/L以下が妥当と考えられます[3]。

　透析患者でASTやALTが低値を呈する理由として、①血清トランスアミナーゼ活性を抑制する因子が蓄積している可能性、②トランスアミナーゼのコエンザイムとしてはたらくピリドキサールリン酸（pyridoxal-5'-phosphate；PLP）の欠乏すなわちビタミンB_6の欠乏が関与している可能性、③ビタミンB_6欠乏尿毒症病態においては尿素により形成されるシアン塩により、PLPのリジン結合部位がカルバミル化され酵素活性が失われている可能性、④実際に肝細胞からのALT産生が低下している可能性など諸説がありますが、詳細は不明です。いずれにせよ、透析患者では血清ALT値が20 IU/Lを超えれば、肝障害が存在すると考えるのがコンセンサスとなっています[4]。

2. γ-GT

　急性肝炎ではASTやALTの動きに相関します。慢性活動性肝炎で高値となることが多く、抗ウイルス療法の効果判定に有用であるほか、肝硬変では150 IU/L以下のことが多く、肝硬変患者

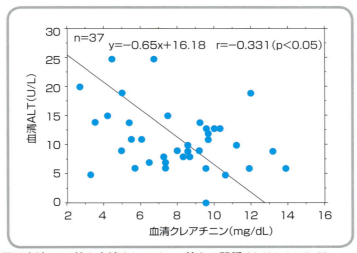

図 ■ 血清ALT値と血清クレアチニン値との関係（文献2より作成）
血清クレアチニン値が上昇する（腎機能が低下する）につれ、血清ALT値は低下する。

での上昇は、肝細胞がんの発症を考慮します。透析患者の基準値は、健常者と同じと考えられています[1]。

3. LD

　LD自体は普遍的に存在し、非特異的な酵素であるため、異常高値を認めたならば、分画を調べ、質的検討を加える必要があります[1]。

•おさらい 検査&検査値理解のポイント•

- ALTは肝特異性が高いです。
- 透析患者は、ASTおよびALTで低値を呈します。
- 肝機能障害の判定は、AST・ALTだけではなく、ほかのマーカーと組み合わせて総合的に判断します。
- γ-GTは胆汁うっ滞のスクリーニングに用いられます。
- γ-GTは飲酒マーカーでもあります。
- γ-GTの基準値は、健常者に準じます。
- LD自体の肝特異性は低いです。
- LD4とLD5の上昇は、肝細胞障害と関連します。
- LDの基準値は健常者に準じます。

◆引用・参考文献◆

1) 洞和彦. 透析患者における肝障害関連検査. Clinical Engineering. 18 (5), 2007, 466-71.
2) 矢崎国彦ほか. 腎不全患者の血清トランスアミナーゼ値について. 日本透析医学会雑誌. 27(12), 1994, 1451-5.
3) 透析患者のC型ウイルス肝炎治療ガイドライン作成ワーキンググループ. 透析患者のC型ウイルス肝炎治療ガイドライン. 日本透析医学会雑誌. 44 (6), 2011, 481-531.
4) 洞和彦. 透析患者の血清ALT値. Medical Practice. 32 (4), 2015, 693.

JA長野厚生連北信総合病院院長／腎・透析センター
洞 和彦（ほら・かずひこ）

第1章 血液検査

28 甲状腺刺激ホルモン（TSH）／トリヨードサイロニン（T₃）／サイロキシン（T₄）

何がわかる？

甲状腺刺激ホルモン（TSH）ならびに甲状腺ホルモン（T₃、T₄）の血中濃度で、甲状腺機能の状態がわかります。

✓ 検査頻度

転院時に全員1回測定します。それ以後は、年1回測定します。チラーヂン®S（レボチロキシンナトリウム）やアンカロン®（アミオダロン塩酸塩）、抗甲状腺薬などで治療中の患者の場合は、毎月1回測定します。

✓ 注意点

自覚症状がないにもかかわらずTSH値が高値の場合には、すぐに甲状腺機能低下症と診断せず、まずヨードを含む食べ物を多くとっていないか、イソジン®ガーグル液を頻回に使用していないかどうかを確かめます。これらを中止するだけで、改善されることがあります。

基準値・目標値

TSH：0.50〜5.00μIU/mL
T₃：0.80〜1.60ng/mL
T₄：6.10〜12.4μg/dL
遊離T₃（FT₃）：2.30〜4.30pg/mL
遊離T₄（FT₄）：0.90〜1.70ng/dL

検査の目的・頻度

　現在、簡便かつ頻回に行える甲状腺機能検査としては、甲状腺刺激ホルモン（thyroid stimulating hormone；TSH）と甲状腺ホルモンであるトリヨードサイロニン（triiodothyronine；T$_3$）およびサイロキシン（thyroxine；T$_4$）の血中濃度の測定が行われています。TSHは、頭部下垂体（前葉）から分泌されるホルモンで、甲状腺からの甲状腺ホルモンの分泌をコントロール（ネガティブ・フィードバック）しています。たとえば、血中T$_3$や血中T$_4$が低値になると、この刺激が下垂体にはたらきTSHの分泌が高まり血中TSHが上昇します。逆に血中T$_3$、血中T$_4$が高値の場合には、TSHの分泌は抑制されます。下垂体でのTSH分泌調節は、甲状腺ホルモンの分泌と比べて敏感に反応するため、甲状腺ホルモンよりTSHの変化を見たほうが状況を早く把握できます。甲状腺ホルモン測定として、以前は血中T$_3$や血中T$_4$の濃度測定を行っていましたが、最近ではこれに代わって血中の遊離型T$_3$（free T$_3$；FT$_3$）や遊離型T$_4$（free T$_4$；FT$_4$）の濃度が測定されています。

　甲状腺機能検査は、尿毒症治療のコントロールとは直接の関係がないため、頻回に測定すべき検査ではありません。そのため検査頻度については、施設によって多少見解が異なっています。当院では、転院時に全員1回測定し、それ以後は年1回測定するに過ぎません。しかし、チラーヂン®S（レボチロキシンナトリウム）やアンカロン®（アミオダロン塩酸塩）、抗甲状腺薬などで治療中の患者の場合は、毎月1回測定しています。

検査結果からわかること

　TSH、T$_3$、T$_4$の検査結果から、甲状腺機能が正常なのか、亢進しているのか、低下しているのかが判明します。甲状腺機能が亢進していればバセドウ病のような甲状腺機能亢進症が、低下していれば甲状腺機能低下症が考えられます。

　TSH、T$_3$、T$_4$の検査結果のうち、いちばん大切なのはTSH値です。TSH値が低値の場合は甲状腺機能亢進症を、高値の場合には甲状腺機能低下症を疑います。そして、FT$_4$値が正常値であれば潜在性を、低値もしくは高値であれば原発性の疾患を考えます。たとえば、TSHが高値でFT$_4$が低値であれば原発性甲状腺機能低下症、TSHが低値でFT$_4$が高値であれば原発性甲状腺機能亢進症と診断します。

透析患者における正常値・異常値

　透析患者の正常値、異常値は、健常者とほぼ同じです。透析患者のTSH値が高値で甲状腺機能低下症が疑われる場合、TSH値が10〜20μIU/mLであれば、一過性の上昇の可能性があるため、

再検査を行い同じ結果であれば、その原因を検索したほうがよいです。また、TSH値が20μIU/mL以上であれば、甲状腺機能低下症である確率が高く、治療（補充療法）が必要となります。

異常値の原因・症状・対処法

　甲状腺機能低下症で多く認められる疲れやすさ、浮腫、便秘などの症状は、腎不全患者の症状とよく似ており、甲状腺機能低下症を見逃す可能性があるので注意しなければなりません。

　透析患者に多くみられる特殊な病態に、非甲状腺疾患症候群（non-thyroid illness syndrome；NTIS）があります。NTISはFT$_3$やFT$_4$が低値であるにもかかわらずTSH値は上昇しない（正常範囲）といった奇異な検査データを示します。これは、慢性腎不全のほかに慢性肝疾患、各種の低栄養を来す病態に認められます。

　甲状腺ホルモンはエネルギー代謝を活発にさせる作用をもっているため、この現象は生体側のエネルギーを節約するための一種の適応反応（生体防御）であるといわれています。この場合、FT$_3$やFT$_4$が低値であっても、甲状腺ホルモンの補充は行わないほうがよいです。

　甲状腺ホルモン補充治療では、治療薬としてT$_4$製剤であるチラーヂン®S（レボチロキシンナトリウム）がおもに用いられていますが、ホルモン補充は心筋の酸素消費量を増大させ、虚血性心疾患を誘発するため、投与量は少量からはじめ、副作用の有無を確認しながら徐々に増量することが肝心です。また、目標とするTSH値は正常値でなく、5～10μIU/mLとすこし高めでよいです。

患者に伝えたい日常管理のポイント

　極端に清潔好きで、冬場になると頻回にイソジン®ガーグル（嗽用ポビドンヨード液）を使用する透析患者では、注意が必要です。健常者の場合でも、ヨードを過剰に摂取すると血中無機ヨード濃度が上昇し、甲状腺ホルモンの産生が抑制され（ウォルフ・チャイコフ〈Wolff-Chaikoff〉効果）、血中甲状腺ホルモン値が低下し、下垂体からのTSH分泌が亢進して、甲状腺機能低下症が誘発されます。この現象は一過性ですが、透析患者の場合にはヨード蓄積が起きやすく、遷延するため、イソジン®ガーグルの使用を中止しながら補充療法が必要となることが多いため、ヨードを多く含む薬剤や食品には注意しなければなりません。

おさらい 検査&検査値理解のポイント

- 甲状腺機能検査としては、TSHとFT$_3$、FT$_4$の血中濃度が大切です。
- 透析患者によくみられる症状と甲状腺機能低下症の症状が類似しているため、見逃されることもあります。
- 透析患者はヨード蓄積が起きやすいので、ヨードを多く含む薬剤や食品の過剰摂取には注意が必要です。

◆ 引用・参考文献 ◆

1) 小野田教高．"甲状腺刺激ホルモン（TSH）、甲状腺ホルモン（T$_3$, T$_4$, FT$_3$, FT$_4$）、甲状腺関連自己抗体、サイログロブリン"．透析患者の検査値の読み方．改訂第3版．秋澤忠男監修．東京，日本メディカルセンター，2013，255-9．
2) 荒木英雄ほか．"甲状腺刺激ホルモン（TSH）、甲状腺ホルモン（T$_3$, T$_4$）"．透析患者の検査と管理．下条文武編．東京，中外医学社，1999，214-21．
3) 廣岡良文．"非甲状腺疾患における甲状線ホルモン異常"．よくわかる甲状腺疾患のすべて．伴良雄編．大阪，永井書店，2003，364-9．
4) 広松雄治．"薬剤誘発性甲状線疾患"．前掲書3），370-4．

昇陽会阿佐谷すずき診療所顧問／前院長
鈴木 利昭（すずき・としあき）

第1章 血液検査

29 ヒト心房性ナトリウム利尿ペプチド（hANP）／脳性ナトリウム利尿ペプチド（BNP）／脳性ナトリウム利尿ペプチド前駆体N端フラグメント（NT-proBNP）

何がわかる？

心臓でつくられるホルモンです。体液量の状態や心臓への負担の程度、心不全発症のリスクがわかります。

✓ 検査頻度

症例ごとに異なりますが、1〜6ヵ月に1回程度実施します。

✓ 注意点

体液量によって変化するため、透析前後で値が大きく変わることがあります。したがって、一定条件（たとえばドライウエイトを達成したとき）での測定が望ましいです。

基準値・目標値

ANP：43 pg/mL以下、BNP：18.4 pg/mL以下、NT-proBNP：125 pg/mL以下とし、適正なドライウエイトにあり、心不全症候を認めない時点で計測した値を基準とする[1]

※BNPならびにNT-proBNPは腎から排泄されるので、上記基準値は参考値です。

ナトリウム利尿ペプチドのはたらき

　バイオマーカーとは、病態を反映する血液あるいは尿検査を指します。昨今、さまざまなバイオマーカーが日常臨床でも評価できるようになり、治療するうえで役に立っています。しばしば循環器領域で用いられるバイオマーカーに、ナトリウム利尿ペプチドがあります。ナトリウム利尿ペプチドは、その名の示すとおり、腎からのナトリウム排泄を促すとともに尿量を増加させ、体液量ならびに体内の塩分量を減らす作用があります。ナトリウム利尿ペプチドのうち、バイオマーカーとして臨床的に使用できるのは、心房性ナトリウム利尿ペプチド（atrial natriuretic peptide；ANP）、脳性ナトリウム利尿ペプチド（brain natriuretic peptide；BNP）ならびに脳性ナトリウム利尿ペプチド前駆体N端フラグメント（N terminal pro BNP；NT-proBNP）の3つです。ANPはヒト心房性ナトリウム利尿ペプチド（human ANP；hANP）と略されることもあります。これらのナトリウム利尿ペプチドは、程度の差はありますが、共通してナトリウム利尿や血管拡張、レニンやアルドステロンの分泌抑制作用、さらに心臓では心筋肥大抑制作用や線維化抑制作用を有しています。

検査結果からわかること

1. 心房性ナトリウム利尿ペプチド

　ANPは主として心房で合成され、全身へと分泌されます。ANPは循環血漿量の増加による心房の伸展刺激によって心房からの分泌が亢進し、腎でのナトリウム利尿を促す結果、体液量は是正されます。以上のことから、ANPは循環血漿量を反映するバイオマーカーとして応用されています。

2. 脳性ナトリウム利尿ペプチド

　BNPは心室で合成され、分泌されます。BNPはANPと異なり、左室拡張期圧上昇、左室拡張期容積増大、左室肥大あるいは心筋虚血などの心室負荷により刺激されます。すなわち、心不全で左室拡張末期圧が上がった状態のときにBNP合成分泌が亢進します。したがって、BNPは心不全の診断や重症度評価などのマーカーであるといえます。

3. 脳性ナトリウム利尿ペプチド前駆体N端フラグメント

　proBNPは、BNPの前駆体（代謝される前の形態）であり、血中の蛋白分解酵素によりproBNPとNT-proBNPへと分解されます。proBNPはBNP同様、ナトリウム利尿作用ならびに血管拡張作用を有しますが、バイオマーカーとして利用されるNT-proBNPには生理活性がありません。しかしながら、NT-proBNPはBNP同様、心室への負荷を反映するうえ、BNPよりも心不全の重症度に応じて急峻に上昇することから、一般臨床でしばしば利用されます。

透析患者における正常値・異常値

　ANPは腎機能の影響を受けにくいため、正常値は腎機能正常者と同様と考えてよいです。BNPとNT-proBNPはいずれも腎機能の影響を受けますが、現在、透析患者における正常値・異常値は確立されていません。『急性・慢性心不全診療ガイドライン（2017年改訂版）』においては、透析患者に限らず、BNP値が100pg/mL以上、またはNT-proBNP値が400pg/mL以上の際に、心不全を想定して検査を進めることが推奨されています[1]。

透析患者の心不全

　透析患者の心不全の原因はさまざまですが、①体液量過剰あるいはドライウエイト（DW）のミスマッチによる非心臓性と冠動脈疾患、②弁膜症あるいは心筋症のような器質的な心疾患に基づく心臓性とに大きく分類されます。もちろん、両者の併存した病態もめずらしくありません。非心臓性に関しては、従来どおり、血圧や浮腫などの身体所見、胸部エックス線による心胸比などの所見を総合的に評価し、適切なDWを設定する必要があります。それを支持する客観的な指標として、バイオマーカーを利用するスタンスがよいと思われます（図）[2]。また、これらのバイオマーカーは透析の除水により大きく影響を受けるため、つねに一定条件（たとえばDWを達成した透析後の状態）で測定し、評価するべきです。さらに、絶対値には糖尿病などの基礎疾患が影響するため、個々の基準値（適正なDW達成時）を設定し、相対的な変化量をもって評価するべきです。BNPは心不全の診断に有用であり、重症度を反映するだけでなく、心血管イベントの予測や生命予後にも関連することが報告されています[3]。

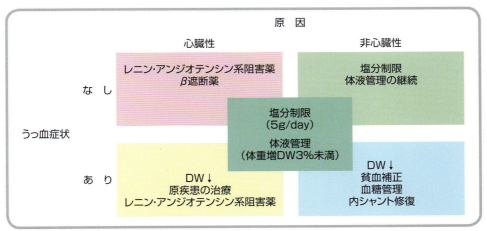

図 透析患者における心不全治療（文献2より）

患者に伝えたい日常管理のポイント

　透析間体重増加が多いと、血圧上昇ならびに心臓への負担が大きくなります。そのような状態が長く続くと、心機能が低下してますます透析が困難となります。適正なDWの設定には、胸部エックス線による心胸比あるいは、ANP値、BNP値ならびにNT-proBNP値を参考にします。しかしながら、適正なDWを設定する前提として、目標範囲内の透析間体重増加が必須になります。

•おさらい　検査&検査値理解のポイント•

- ANP値、BNP値ならびにNT-proBNP値は、体液量や心臓への負荷の程度を反映しています。
- ANP値、BNP値ならびにNT-proBNP値は、DW設定の参考となります。
- ANP値、BNP値ならびにNT-proBNP値は、透析前後で値が変化します。

◆ 引用・参考文献 ◆

1) 日本循環器学会ほか. 急性・慢性心不全診療ガイドライン（2017年改訂版）. 2018,（http://www.asas.or.jp/jhfs/pdf/topics20180323.pdf）.
2) 日本透析医学会. 血液透析患者における心血管合併症の評価と治療に関するガイドライン. 日本透析医学会雑誌. 44（5）, 2011, 337-425.
3) Stanek, B. et al. Prognostic evaluation of neurohumoral plasma levels before and during beta-blocker therapy in advanced left ventricular dysfunction. J. Am. Coll. Cardiol. 38（2）, 2001, 436-42.

藤田医科大学医学部腎臓内科教授
稲熊 大城（いなぐま・だいじょう）

第1章 血液検査

30 腫瘍マーカー

何がわかる？

悪性腫瘍の診断や治療効果の判定に用いられます。腫瘍マーカーは多数あり、それぞれ疑われる腫瘍で異なります。透析患者では導入時に悪性腫瘍を有していることが多いので、腫瘍マーカーなどを積極的に用いてスクリーニングします。

✓ 検査頻度

透析患者において多い悪性腫瘍を考慮して、頻度を決めます。スクリーニングとしては、透析導入後毎年行うことが推奨されます。

✓ 注意点

- 腫瘍マーカーが正常範囲内であっても、必ずしも悪性腫瘍を否定できず、逆に高値であっても悪性腫瘍が存在するとは限りません。
- 腎不全であることや、そのほかの因子によって高値（偽陽性）を示すことがあるので、注意が必要です。

基準値・目標値

CEA：健常者基準値の2倍以下（10 ng/mL以下）
CA19-9：健常者基準値の2倍程度まで（76 U/mL以下）
AFP：10 ng/mL以下
PIVKA-Ⅱ：28 mAU/mL以下（ECLIA法）
PSA：4 ng/mL以下

検査の目的・頻度

　慢性腎臓病（chronic kidney disease：CKD）は悪性腫瘍発症のリスクとも考えられており、わが国の透析患者の死亡原因は、2016年の統計で男女ともに第3位が悪性腫瘍と報告されています[1]。**表1**のように、男性では腎がん・多発性骨髄腫・肝がん・大腸がんが多く、女性では子宮がんが多い特徴があります[2]。透析患者では、透析導入後1年以内に44.7％、5年以内に88.3％と、導入後5年以内に高率にがんと診断されています（**図**）[2]。スクリーニング検査は理想的には保存期に実施すべきですが、導入後5年以内に多いことから毎年実施したほうがよいと思われます。

　腫瘍マーカーとは、悪性腫瘍の診断の補助や、悪性腫瘍と診断され治療した際の治療評価、再発の判定に用いられる検査項目であり、透析患者においても腫瘍マーカー測定は悪性腫瘍の早期発見や治療評価に役立つ侵襲の少ない検査です。腫瘍マーカーにはさまざまな種類があり、臓器特異性の高いものや低いものがあり、高値の際に疑われる腫瘍が異なります。

　検査頻度は検査目的により異なり、スクリーニングとして行うのであれば頻繁に検査する必要はありませんが、症状やそのほかの検査所見などで悪性腫瘍が疑わしければ、そのつど検査を検討する必要があります。

表1 ■ 年齢別・性別のがん罹患率（文献2より作成）

	部位	罹患率 40～64歳	65歳～	全体
男性	がん全体	1.90 (1.67～2.14)	0.93 (0.86～1.00)	1.07 (1.00～1.14)
	腹部	0.79 (0.49～1.15)	0.67 (0.54～0.81)	0.68 (0.57～0.82)
	結腸	2.11 (1.39～2.97)	0.72 (0.54～0.93)	0.93 (0.74～1.15)
	直腸	0.66 (0.27～1.23)	0.61 (0.39～0.89)	0.63 (0.42～0.87)
	肺	1.09 (0.62～1.69)	0.45 (0.35～0.58)	0.52 (0.41～0.64)
	肝臓	2.15 (1.39～3.07)	0.76 (0.55～1.01)	1.00 (0.78～1.26)
	腎臓	6.75 (4.23～9.85)	2.89 (2.10～3.82)	3.59 (2.77～4.51)
	膀胱	0.55 (0.07～1.52)	1.30 (0.91～1.76)	1.21 (0.86～1.63)
	前立腺	1.15 (0.53～2.02)	0.61 (0.46～0.77)	0.65 (0.50～0.80)
	多発性骨髄腫	4.24 (0.88～10.22)	3.22 (1.84～4.98)	3.35 (2.01～5.01)
女性	がん全体	2.23 (1.79～2.66)	1.28 (1.13～1.43)	1.41 (1.27～1.56)
	乳がん	0.88 (0.44～1.47)	0.80 (0.45～1.23)	0.83 (0.55～1.17)
	子宮	1.58 (0.68～2.84)	2.20 (1.32～3.29)	1.97 (1.30～2.78)

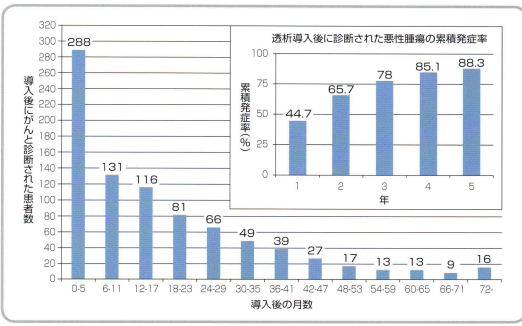

図 透析導入後に悪性腫瘍と診断された追跡月別患者数（文献2より）

表2 代表的な主要マーカーと異常値の場合の鑑別（文献3、4より作成）

腫瘍マーカー	異常値の場合の鑑別
CEA	大腸がん、胃がん、転移性肝がん、肺がん、乳がん、甲状腺がん、喫煙者など
CA19-9	膵がん、胆道系がん、婦人科系がん、大腸がん、胃がん、膵炎、胆道感染症、ADPKDなど
AFP	肝細胞がん、肝炎、肝硬変、妊娠
PIVKA-II	肝細胞がん、閉塞性黄疸、ビタミンK欠乏症、ワルファリン投与時
PSA	前立腺がん、前立腺炎、前立腺肥大症

検査結果からわかること

各腫瘍マーカーにより疑われる疾患は異なります。代表的なものとして、がん胎児性抗原（carcinoembryonic antigen；CEA）、CA19-9（carbohydrate antigen 19-9）、α-フェトプロテイン（α-fetoprotein；AFP）、PIVKA-II（protein induced by vitamin K absence or antagonist-II）、前立腺特異抗原（prostate specific antigen；PSA）について**表2**[3,4]に示します。また、腫瘍マーカーの検査の注意点として、正常範囲内であっても必ずしも悪性腫瘍を否定できず、逆に高値であっても悪性腫瘍が存在するとは限らないと覚えておきましょう。さらに、喫煙やワルファリンの内服、感染症、良性疾患などでも高値を示すことがあります。

透析患者における正常値・異常値

　一部の腫瘍マーカーは、健常者と比較して透析患者で高値を示し、偽陽性率が高いものがあります。腫瘍マーカーの検査の際には、どのマーカーが透析患者において高値を示す可能性があるのかを把握しておく必要があります。

1. がん胎児性抗原

　CEAは健常者では5.0 ng/mL以下が基準値とされていますが、腎不全は軽度高値を示す要因の一つであり、透析患者においては注意が必要です。透析患者の基準値は、健常者の基準値の2倍以下（10 ng/mL以下）とされています[3,4]。健常者の基準値の2倍以上の場合は、消化管系の悪性腫瘍や肺がんなどの精査が必要です。

2. CA19-9

　CA19-9は37 U/mL以下が基準値とされていますが、透析患者では健常者と同程度から2倍程度までとされ、基準値は76 U/mL以下とされています[5]。また、常染色体優性多発性嚢胞腎（autosomal dominant polycystic kidney disease；ADPKD）では肝嚢胞を有するため、CA19-9が高値を示すことがあると報告されています[6]。

3. α-フェトプロテイン

　AFPは健常者、透析患者ともに10 ng/mL以下が基準値とされています[5]。AFPは肝細胞がんで陽性を示すことが多いため、B型肝炎、C型肝炎の罹患率の高い透析患者において、肝細胞がん発症の確認のため経時的に測定することは有用です。

4. PIVKA-Ⅱ

　PIVKA-Ⅱは健常者、透析患者ともに28 mAU/mL以下が基準値とされ、PIVKA-ⅡもAFPと同様に肝細胞がんの診断に有用とされています。ビタミンK欠乏、ワルファリン内服によりPIVKA-Ⅱの増加を認め偽陽性となることがあるため、長期にわたる抗菌薬投与患者やワルファリン内服患者においての評価は、注意が必要です[3]。

5. 前立腺特異抗原

　PSAは健常者、透析患者ともに基準値は4 ng/mL以下とされています[3,4]。PSAは前立腺に特異性が高いマーカーであり、前立腺がんのみならず前立腺炎、前立腺肥大症でも高値となりますが、無尿や乏尿のため排尿障害などの自覚症状に乏しい透析患者において、前立腺がんのスクリーニングとして有用と考えられます。

異常値の原因・対処法

　一部の腫瘍マーカーが透析患者で高値を示しうる要因として、尿中排泄の低下や透析患者で使用されることの多いエリスロポエチン製剤の影響などが指摘されています[3]。また、腫瘍マーカ

ーを評価するうえで、前述したように腎不全以外にも偽陽性となりうる因子があるため、患者各々の既往、生活歴、投薬内容も把握することが大切です。

　腫瘍マーカーは悪性腫瘍の診断において補助的なものであって、それだけでは確定診断には至らないことを念頭に置き、悪性腫瘍が疑われる場合にはかならず画像検査（エックス線検査やコンピュータ断層撮影〈computed tomography；CT〉、アイソトープ、内視鏡検査など）、細胞診や組織診などの検査を追加で行ったり、専門医へ紹介したりする必要があります。

患者に伝えたい日常管理のポイント

　悪性腫瘍に限らず、そのほかの疾患についても早期発見につなげられるよう、食欲低下や疼痛、そのほか何かしらの症状が出現した際には、適宜スタッフに伝えてもらうよう指導することが大切です。

おさらい　検査＆検査値理解のポイント

- 腫瘍マーカーによって、健常者と透析患者において基準値が異なるものがあります。
- 悪性腫瘍が疑われる際には腫瘍マーカーのみではなく、そのほかの追加の検査が必要です。

◆ 引用・参考文献 ◆

1) 日本透析医学会統計調査委員会．図説 わが国の慢性透析療法の現況（2016年12月31日現在）．東京，日本透析医学会，2017，53p.
2) 海津嘉蔵．"透析患者における悪性腫瘍の疫学"．変革する透析医学．秋澤忠男監修．東京，医薬ジャーナル社，2012，333-40.
3) 安藤亮一ほか．"CEA，AFP，PIVKA-Ⅱ，CA19-9，PSA"．透析患者の検査値の読み方．改訂第3版．秋澤忠男監修．東京，日本メディカルセンター，2013，370-8.
4) 久野勉ほか．慢性透析患者の腫瘍マーカー．日本臨牀．62（増刊号6），2004，391-4.
5) 大平整爾ほか．慢性血液透析患者における各種腫瘍マーカー測定値の検討．日本透析療法学会雑誌．24（4），1991，475-83.
6) Kanaan, N. et al. Carbohydrate antigen 19-9 as a diagnostic marker for hepatic cyst infection in autosomal dominant polycystic kidney disease. Am. J. Kidney Dis. 55（5），2010, 916-22.

日本大学医学部腎臓高血圧内分泌内科
秋谷 友里恵（あきや・ゆりえ）

同主任教授
阿部 雅紀（あべ・まさのり）

海の弘毅会新北九州腎臓クリニック理事長
海津 嘉蔵（かいづ・かぞう）

第1章 血液検査

31 血液ガス

何がわかる？

血液ガスをみることで、酸塩基平衡障害の存在の有無と、その原因がわかります。また、代謝性因子と呼吸性因子の相互バランスがわかります。

検査頻度

必要時に実施します。保険適用は月1回までです。

注意点

- 30mEq/L ≧ [Na － Cl] ≧ 40mEq/Lの場合は、背景に潜む酸塩基平衡障害を見抜くために血液ガス分析を実施します。
- K高値を伴わないアシドーシスの例は、K欠乏状態があります。
- PCO_2値とHCO_3^-値が逆方向に動いている例では、混合性酸塩基平衡障害があります。

基準値・目標値

Na：140 mEq/L、K：4 mEq/L、Cl：104 mEq/L、Na － Cl：36 mEq/L、pH：7.40（7.37）、PO_2：100 Torr（40Torr）、PCO_2：40 Torr（45Torr[※]）、HCO_3^-：24 mEq/L（25 mEq/L）、AG：12 mEq/L（11 mEq/L）、$[H^+]$：40 nmol/L（43 nmol/L）

※静脈血ではPCO_2値が高いので、すこし酸性側に傾きますが、静脈血でもPO_2値以外はそのまま評価に利用できます。
※（ ）内は静脈血サンプル値。

検査の目的・適応・頻度

生体はpHを生理的範囲（7.40±0.04）に保つホメオスタシスをもちます。この酸塩基平衡バランスの状態を評価する手段が、血液ガス分析です。呼吸不全はもとより、重篤感のあるすべての症例が検査適応となります。しかし、想定外の検査結果を得てはじめて確定診断に至ることも少なくありません。そこで病態解明に迷う例では、タイムリーに実施すべき検査です[1〜4]。

解析のしかた

旧来の解析法とは異なり、見落としの少ない解析法の一つを**表**に示します[2]。①から⑦の順序で解析する7アクション法と、2項目以上のペア解析が本法の基本です。最初に、①ナトリウム（N）とクロール（Cl）のバランスの検討からスタートします。血清Na値とCl値の差から、酸塩基平衡障害の存在を疑うことができます（**図1**）。

次に、②カリウム（K）値とpH値が、生理的に逆方向へ動いていることを確認します（pH：0.1に対してK：0.5の変化です）。アシドーシスでの正常K値〜低K値は高度のK欠乏を示唆しま

表■ペア解析と7アクション法（文献2より作成）

アクション① Na−Cl＝36（＝AG＋[HCO_3^-]）
アクション② K値 ∝ pH値
アクション③ pH7.●●＝PCO_2値
アクション④ PCO_2値＝16＋[HCO_3^-]
アクション⑤ AG＝[Na^+]−[Cl^-]−[HCO_3^-]
アクション⑥ PCO_2値と[HCO_3^-]値では、どちらがより異常か
アクション⑦ pH値：[H^+]＝24×PCO_2／[HCO_3^-]

※Na：ナトリウム、Cl：クロール、AG：アニオンギャップ、K：カリウム、PCO_2：二酸化炭素分圧、HCO_3^-：重炭酸イオン。

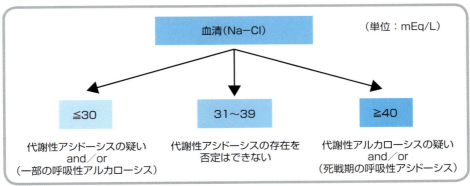

図1■（Na−Cl）値から評価する酸塩基平衡障害

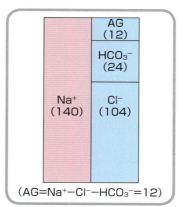

図2 ■陽イオンと陰イオンは同数

す。アクション③と④の関係性が成り立たない状況は、代償機構の破綻を示します。生理的状態ではpH＝7.●●の●●と二酸化炭素分圧（PCO₂値）は近似値をとります。重炭酸イオン［HCO₃⁻］値とPCO₂値が、それぞれ反対方向に動く例では混合性酸塩基平衡障害の存在が即断できます。⑤アニオンギャップ（anion gap；AG）を算出し、評価の見落としを防ぎます。⑥2因子のうち、正常値からの変化の度合いが大きいほうが酸塩基平衡障害の主要因であると確定します。以上が基本アクションです。⑦水素イオン［H⁺］濃度を算出すると、測定pH値に近似することが確認できます（pH＝－log［H⁺］＝log 1/［H⁺］）。

検査結果からわかること

　正常値に年齢差はありません。解析に役立つ推奨図を図2に示します。血液ガス分析は、まずこの図を描くことからはじめます。生体の陽イオンと陰イオンは、同数存在します。血中陽イオンの代表はナトリウムイオン［Na⁺］です。対応する陰イオンの代表はクロールイオン［Cl⁻］です。そのほかに測定できる陰イオンとしては、塩基の代表である重炭酸イオン［HCO₃⁻］があります。AGは一般機器では測定できない陰イオンを示します。AGは計算式（AG＝Na⁺－Cl⁻－HCO₃⁻）で算出できます。そこで、図2のカッコ内に示す正常値（12）のように、バランスがとれていることが生理的状態です。この図を描けば、AG値とHCO₃⁻値の異常は、（Na－Cl）値が正常中央値の約36（＝140－104）から大きく逸脱したときに生じることが一目瞭然です。すなわち、（Na－Cl）値が30mEq/L以下や、40mEq/L以上を示す例では、酸塩基平衡障害が存在することが容易に推測できます（図1）。大切な事実は、生理的状態ではNa－Cl≒36になることです。Na－Cl値が30mEq/L以下や40mEq/L以上だと、酸塩基平衡障害が潜んでいる可能性が高い理由がそこにあります[2, 3]。

透析患者における正常値・異常値

　透析患者の逃れられない背景として、代謝性アシドーシスがあります。腎からの酸[H^+]排泄障害のために蓄積した酸[H^+]は、アルカリ[HCO_3^-]による中和を必要とするため、[HCO_3^-]は消費されて低下します。そこで、pHを正常値に保つためにはPCO_2値の低下が必要です。CO_2は酸です。$CO_2 + H_2O \rightarrow H_2CO_3 \rightarrow H^+ + HCO_3^-$と、酸[$H^+$]を生産するからです（$pH = k\dfrac{HCO_3^-}{PCO_2}$）。

　すなわち、呼吸機能が正常であれば、無意識下の過換気（多呼吸）によってPCO_2値を下げて体の酸性化を防ごうとします。

　静脈血サンプルでも、酸塩基平衡バランスを評価する目的であれば血液ガス分析は十分可能です。pHやPCO_2、[HCO_3^-]の3者の値は、動脈血液と静脈血液サンプル間での比較検討でも、相関係数は0.9以上と良好でした[4]。静脈血液は動脈血液よりもPCO_2値が高いので、すこし酸性に傾きます。動脈血液に比較してpHはマイナス0.03、PCO_2はプラス5Torr、[HCO_3^-]はプラス1mEq/Lの値をとります。もちろん、換気状態や酸素化の評価のためには動脈血液サンプルが必要です。

　検査結果のアーチファクトもあります。AGは低栄養患者などでの低アルブミン血症では低値を示します。アルブミンは陰性荷電しているためです。補正AG＝測定AG＋2.5（4－測定アルブミン値）で補正値を算出できます。そのほか、ブロマイド濃度の上昇は、測定電極への影響から血清[Cl^-]の測定高値を生じます。その中毒状態ではマイナスのAGを示します。陽性荷電の免疫グロブリン（IgG）が著増する多発性骨髄腫では、主要陽イオンの[Na^+]排出促進からAGは低下します。陽性荷電のリチウム中毒でも同じ理由でAG低値を示します[2]。

異常値の原因・症状・対処法

　静脈血検体では、吸引採血になることが多く空気混入を生じやすいです。しかし、その影響は次の理由から問題になりません。空気中PO_2値は約160Torrです。よって静脈血では正常値40Torrあたりからすこし高い値を示します。しかし、静脈血でPO_2値を評価することはありません。空気中のCO_2はほぼゼロです。そこで空気混和した静脈血PCO_2値は正常の45Torrから低下傾向を示すことになります。

　酸塩基平衡バランスの評価の結果、代謝性要因がおもな障害原因なのか、呼吸障害が主要因なのか、はたまた両者の因子がともに問題なのか（混合性酸塩基平衡障害）を解析し、その原因に応じて個別に対処します。

患者に伝えたい日常管理のポイント

　透析終了直後から透析日に向けて、透析患者の酸塩基平衡バランスはしだいにアシドーシスに傾いていきます。酸血症（アシデミア）は生体すべての細胞に有害です。そこで、無意識下の多呼吸により、CO_2濃度を低下させて生体pH値を正常に保とうと努力します。肺炎や喘息発作などでは、この呼吸性代償が生じにくくなり、酸血症が進行しやすいため注意が必要です。提示される電解質値（Na、K、Cl）を知ることで、自身の酸血症の度合い（Na－Cl値が30 mEq/L以下であればあるほど酸血症が強度）や、K欠乏の状態（酸血症にもかかわらずK値が正常～低値の場合）などが推測できることを知りましょう。

おさらい 検査＆検査値理解のポイント

- Na－Clが30 mEq/L以下では、代謝性アシドーシスを示すことが多いです。
- アシドーシスにもかかわらず正常K値～低K値であれば、K欠乏状態が疑われます。
- 解析はいつも決まった順序で行い、見逃しを防ぐことが大切です（ペア解析と7アクション法）。

◆引用・参考文献◆

1) 黒川清. 水・電解質と酸塩基平衡：Step by stepで考える. 東京, 南江堂, 1996, 171p, (Short seminars).
2) 白髪宏司. "血液ガスの評価を即断できる「7アクション」と「ペア解析」とは？". 血液ガス・酸塩基平衡に強くなる：数値をすばやく読み解くワザと輸液療法の要点がケース演習で身につく. 東京, 羊土社, 2013, 12-34.
3) 白髪宏司. Na代謝異常と水代謝異常：Update. 日本小児科学会雑誌. 121 (8), 2017, 1315-22.
4) Treger, R. et al. Agreement between central venous and arterial blood gas measurements in the intensive care unit. Clin. J. Am. Soc. Nephrol. 5 (3), 2010, 390-4.

白髪胃腸科内科小児科院長／内科小児科
白髪 宏司（しらが・ひろし）

第1章 血液検査

32 酒石酸抵抗性酸性フォスファターゼ-5b分画（TRACP-5b）

何がわかる？

骨吸収活性を反映する骨代謝マーカーです。腎機能低下に影響されず、治療効果判定にも有用です。

検査頻度

骨粗鬆症の診断時や治療開始時に実施します。骨粗鬆症治療薬（骨吸収抑制薬）の効果判定のため、投与開始3～6ヵ月後に再測定します。

注意点

透析患者においては二次性副甲状腺機能亢進症の影響を除外するため、副甲状腺ホルモン（PTH）を管理目標値内に保ったうえで、TRACP-5bなどの骨代謝マーカーを測定することが重要です。

基準値・目標値

閉経前女性：420mU/dL以下
閉経後女性：760mU/dL以下
男性：590mU/dL以下

骨代謝マーカー測定の意義

　骨状態を正確に把握するためには、骨生検による組織学的、形態学的評価が好ましいとされていますが、侵襲が大きく、反復して行うことが困難です。また、骨塩定量検査についても、横断的な状態を評価するには有用であるものの、経時的な骨変化を判断することには適していません。とくに透析患者においては、副甲状腺ホルモン（parathyroid hormone；PTH）値がダイナミックに変化することが多く、血清カルシウム（Ca）、リン（P）のコントロールにも深く関与することから、リアルタイムで骨状態を把握するため、骨代謝マーカーによる血清学的評価は重要です。そのほか、骨代謝マーカーの上昇は、骨密度と独立して骨折予測因子になることが確認されています[1]。

　骨代謝マーカーは薬物選択の指針として用いたり、薬物治療による病態改善効果を判断するために、できる限り診断時に測定することが推奨されています。骨粗鬆症と診断された患者においては、骨代謝マーカーの測定（診断時や治療開始時および開始後6ヵ月以内）が健康保険で認められています。おもな骨代謝マーカーの基準値と異常高値を**表**[2]に示します。骨吸収マーカーには、破骨細胞に特異的な酒石酸抵抗性酸性フォスファターゼ-5b分画（tartrate-resistant acid phosphatase 5b；TRACP-5b）、I型コラーゲン架橋N-テロペプチド（NTX）、I型コラーゲン架橋C-テロペプチド（CTX）などがあります。また、尿中骨吸収マーカーとして尿中NTX、CTXのほか、デオキシピリジノリン（DPD）があります。このなかで、TRACP-5bは日内変動が少なく、腎機能低下の影響が少ないのが特徴です。骨形成マーカーでは、骨型アルカリフォスファターゼ（bone specific alkaline phosphatase；BAP）、I型プロコラーゲン-N-プロペプチド（P1NP）があり、保険が適用されます。いずれも腎機能低下の影響が少ないマーカーとされています。

透析患者における骨代謝マーカー測定および骨粗鬆症治療の検討

　日本骨粗鬆症学会の『生活習慣病骨折リスクに関する診療ガイド』[3]では、慢性腎臓病（chronic kidney disease；CKD）を糖尿病と並んで二次的に骨折リスクを上昇させる疾患と述べています。CKDで骨折率が上昇する原因は、二次性副甲状腺機能亢進症や無形成骨症、ビタミンD欠乏、低Ca血症、骨形態変化、転倒リスク上昇、栄養障害、酸化ストレスの増大など多岐にわたります。ただし、CKD患者における骨代謝異常は、腎性骨症に加えて骨粗鬆症の要素が加味されるべきとされています。Pや副甲状腺機能の治療にとどまらず、CKD患者への骨粗鬆症治療薬の投与が考慮されるべきであり、治療にあたっては、骨代謝マーカーを測定することが有用であることはいうまでもありません。

　一方、わが国の『慢性腎臓病に伴う骨・ミネラル代謝異常の診療ガイドライン』[4]（以下、CKD-

表 ■ 骨代謝マーカーの基準値および異常高値（文献2より改変）

検体	マーカー名	略語	測定法	基準値	異常高値 閉経前	異常高値 閉経後	異常高値 男性	腎機能障害の影響
骨吸収マーカー / 血清	Ⅰ型コラーゲン架橋N-テロペプチド	NTX	EIA	7.5~16.5 nmolBCE/L*1	>16.5	>24.0	>17.7	あり
骨吸収マーカー / 血清	Ⅰ型コラーゲン架橋C-テロペプチド	CTX	EIA	0.100~0.653 ng/mL*2	>0.653	>1.030	>0.845	あり
骨吸収マーカー / 血清	酒石酸抵抗性酸性フォスファターゼ-5b分画	TRACP-5b	EIA	120~420 mU/dL*3	>420	>760	>590	なし
骨吸収マーカー / 尿	デオキシピリジノリン	DPD	EIA	2.8~7.6 nmol/mmol·Cr*2	>7.6	>13.1	>5.6	あり
骨吸収マーカー / 尿	Ⅰ型コラーゲン架橋N-テロペプチド	NTX	EIA	9.3~54.3 nmolBCE/mmol·Cr*2	>54.3	>89.0	>66.2	あり
骨吸収マーカー / 尿	Ⅰ型コラーゲン架橋C-テロペプチド	CTX	EIA	40.3~301.4 µg/mmol·Cr*2	>301.4	>508.5	>299.0	あり
骨形成マーカー / 血清	骨型アルカリフォスファターゼ	BAP	CLEIA	2.9~14.5 µg/L*3	>14.5	>22.6	>20.9	なし
骨形成マーカー / 血清	骨型アルカリフォスファターゼ	BAP	EIA	7.9~29.0 U/L*3	>29.0	>75.7	>44.0	なし
骨形成マーカー / 血清	Ⅰ型コラーゲン-N-プロペプチド	P1NP	RIA	14.9~68.8 µg/L*2	>64.7	>79.1	>66.8	なし
骨形成マーカー / 血清	Ⅰ型コラーゲン-N-プロペプチド	P1NP	ECLIA	16.8~70.1 µg/L*3	—	—	—	なし
骨マトリックス関連マーカー / 血清	低カルボキシル化オステオカルシン	ucOC	ECLIA	3.94 ng/mL*3,4	—	—	—	あり

EIA：enzyme immunoassay、CLEIA：chemiluminescent enzyme immunoassay（化学発光酵素免疫測定法）、ECLIA：electrochemiluminescent immunoassay（電気化学発光免疫測定法）、RIA：radioimmunoassay（放射性免疫測定法）

*1：40～44歳の閉経前女性、*2：30～44歳の閉経前女性、*3：添付文書資料より、*4：基準値としては設定されておらず、カットオフ値4.5ng/mLが用いられている。

MBDガイドライン）では、透析患者において通常月1回測定するアルカリフォスファターゼ（alkaline phosphatase；ALP）を骨代謝マーカーとして利用することを推奨しています。TRACP-5bやBAPに関しては骨病変の予測能は高くなく、ルーチン検査としての立場は確立していません。グローバルガイドラインであるKDIGOガイドライン[5]においても、BAPが骨代謝回転を予測しうるとしていますが、ほかの骨代謝マーカーについては言及していません。とはいえ、PTHを管理目標値内（CKD-MBDガイドラインでintact PTH60〜240 pg/mL）に保ったうえで、血清ALP値の上昇がみられる場合は、骨粗鬆症の合併を疑い骨量を測定するとともに、TRACP-5bやBAPなどの骨代謝マーカーを測定することが好ましいでしょう。TRACP-5bが異常高値の場合（閉経前女性：＞420mU/dL、閉経後女性：＞760mU/dL、男性：＞590mU/dL）は、骨粗鬆症の合併を疑い、骨吸収抑制薬（ビスホスホネート製剤やデノスマブなど）の開始を検討します。治療薬を開始した場合、治療開始後から3〜6ヵ月の間隔をあけて2回目の測定を実施します。通常、骨吸収抑制薬の投与3ヵ月後には、TRACP-5bは低下します。一方、BAPなどの骨形成マーカーは骨吸収抑制に応じてカップリング現象により二次的に低下するため、骨吸収マーカーに3ヵ月程度遅れて低下すると考えられます。このため、投与後短期間での薬物治療の効果判定にはTRACP-5bなどの骨吸収マーカーが有用で、薬物投与後6ヵ月を超えた時点での薬効評価ではBAPなどの骨形成マーカーの測定が有用とされています。

骨代謝マーカー測定の際の注意点

前述したとおり、透析患者においては二次性副甲状腺機能亢進症の影響を除外するため、PTHを管理目標値内に保ったうえで、骨代謝マーカーを測定することが重要です。また、一般的に骨代謝マーカー値には日内変動があり、朝に高く、午後に低下する傾向があるため、早朝空腹時の採血が治療効果判定感度の面から好ましいとされています。しかし、TRACP-5bやBAP、P1NPに関しては比較的日内変動が小さいとされており、通常透析開始時に採血が行われる透析患者の評価に適していると考えられます。

そのほか、骨折発生により一時的に骨代謝マーカーが上昇することがあるので注意が必要です。ただし、骨折発生から24時間以内であれば骨折の影響は少ないとされています。また薬剤については、ビタミンDやビタミンK₂、イプリフラボンでは少なくとも1ヵ月以上、ビスホスホネート製剤やデノスマブでは3ヵ月以上、ラロキシフェン塩酸塩では1ヵ月以上、テリパラチドでは3ヵ月以上にわたり骨代謝マーカーへの影響が残る可能性があり、評価の際には注意が必要です。

おさらい 検査&検査値理解のポイント

- 骨状態を把握するため、非侵襲的な骨代謝マーカーの測定は重要です。
- 透析患者においては、PTHを適切に管理したうえで骨吸収マーカーであるTRACP-5bが異常高値であれば、骨粗鬆症の存在を疑います。
- TRACP-5bの測定は骨粗鬆症の診断時や治療開始時に行い、治療効果判定として治療開始後6ヵ月以内に測定することが保険上認められています。

◆ 引用・参考文献 ◆

1) Gerdhem, P. et al. Biochemical markers of bone metabolism and prediction of fracture in elderly women. J. Bone Miner. Res. 19 (3), 2004, 386-93.
2) 骨粗鬆症の予防と治療ガイドライン作成委員会編. 骨粗鬆症の予防と治療ガイドライン2015年版. 東京, ライフサイエンス出版, 2015, 208p
3) 日本骨粗鬆症学会編. 生活習慣病骨折リスクに関する診療ガイド. 東京, ライフサイエンス出版, 2011, 112p.
4) 日本透析医学会. 慢性腎臓病に伴う骨・ミネラル代謝異常の診療ガイドライン. 日本透析医学会雑誌. 45 (4), 2012, 301-56.
5) Kidney Disease: Improving Global Outcomes (KDIGO) CKD-MBD Update Work Group: KDIGO 2017 Clinical Practice Guideline Update for the Diagnosis, Evaluation, Prevention, and Treatment of Chronic Kidney Disease: Mineral and Bone Disorder (CKD-MBD). Kidney Int. Suppl. 7 (1), 2017, 60p.

福岡腎臓内科クリニック副院長
谷口 正智 (たにぐち・まさとも)

第2章

理学的検査

第2章
理学的検査

1 血圧

何がわかる？

血圧は、透析が適切・安全に施行されているどうかを確認するうえで循環動態の指標となります。血圧の高値や低値、変動は、心血管疾患のリスクとなります。

✓ 検査頻度

透析前および透析終了時に測定します。透析中は30分から1時間置きに測定します。また、透析後の起立時にも測定します。そのほか、自宅で患者自身に測定してもらいます（早朝、就寝前）。

✓ 注意点

ドライウエイトが適正であることを前提として、透析中と透析終了時、透析後起立時の変動をチェックしましょう。透析前後や家庭での血圧の日内・週間・季節変動もリスクであり、変動を抑える管理が必要です。

基準値・目標値

目標値：週はじめの透析前血圧
140/90mmHg未満
降圧目標は患者ごとに異なる

透析患者における血圧管理の重要性

　透析患者の死亡原因は、心不全や脳血管障害などの心血管疾患が36.2％[1]と多数を占めています。心血管疾患の原因の一つである高血圧は、透析導入時での頻度が80～90％といわれ、透析患者の生命予後と密接に関連すると考えられています。しかし、透析後の収縮期血圧（systolic blood pressure；SBP）が120～180mmHgで死亡率が低く、それ以上でもそれ以下でも死亡率は高まりU字状の曲線を描くといわれています[2]。血液透析患者の特徴として、体液の増加が高血圧の主因であることと、透析中や透析後起立時などに40～50mmHgの血圧変動を認めることが挙げられ、これらは予後を左右する危険因子[3]です。したがって、透析前後の血圧だけでなく、一般に予後と密接に関連する家庭血圧を測り、週間変動や季節変動なども考慮して患者個々の病態に即した治療を行うことが望まれます。

検査の頻度

　血液透析患者では、透析前および透析終了時に血圧を測定します。血液透析中は30分から1時間置きに測定します。また、透析後の起立時にも測定します。そのほか、自宅で早朝と就寝前に患者自身で測定し、記録をつけてもらいます。

高血圧

1. 疫学と原因

　日本透析医学会による2005年末の統計では、血液透析患者の週はじめの透析前血圧の平均は153.1±24.3/78.5±14.1mmHgであり、全透析患者の74.3％が高血圧でした[4]。また、終了時血圧の平均は138.5±24.8/74.0±13.8mmHgであり、血液透析中に平均で最低123.4±23.4/68.5±13.9mmHgまで低下していました[4]。透析後のSBPは低くても高くても死亡率が高まることを前述しましたが、わが国でも血液透析後のSBPが120mmHg未満と180mmHg以上で死亡率の上昇がみられ、拡張期血圧（diastolic blood pressure；DBP）も60mmHg未満と100mmHg以上で死亡率の上昇を認めました[4]。

　透析患者の高血圧は体液量過剰が主因であり、その是正によって60％以上の患者で血圧を正常化できるといわれています[5]。

2. 血圧管理目標

　透析患者は動脈硬化などの個人差が大きく、個々に心機能などを評価し、全身の動脈硬化の状態を判断して血圧の目標値を決定すべきです。『血液透析患者における心血管合併症の評価と治療に関するガイドライン』では、あきらかな心機能低下がなく、安定して外来治療を受けている患

者について、週はじめの透析前血圧で140/90mmHg未満[6]を目標とすべきとしています。

3. 治 療

目標血圧の達成にはドライウエイトの適正な設定が基本であり、それでも十分な降圧が得られない場合に降圧薬を投与します。逆に、頻回に血圧低下を認める場合は、降圧薬が過量の可能性があり、減量・中止を考慮します。

1) 体液量の管理

血液透析間の体重増加量はドライウエイトの2％以下と6％以上で予後が不良となることが示されています[7]。体重増加は、中1日でドライウエイトの3％、中2日でドライウエイトの5～6％を限度とすべきであり[6,8]、減塩を徹底して体重増加を抑制することで透析中の血圧低下を防ぐことができます。しかし、体液量の是正のみで血圧が低下するには4～12週間が必要であり、6ヵ月以上かかることもあります[9]。

2) 降圧薬

透析患者全体の65％に降圧薬が処方されており、なかでもカルシウム拮抗薬の割合がもっとも高いです[4]。降圧薬は、作用時間の長短や透析性などを考慮し、血圧変動性から服薬時間を決定します。降圧が不十分な場合は、患者が服薬していない可能性も考えられます。

アンジオテンシンⅡ受容体拮抗薬やアンジオテンシン変換酵素阻害薬などは、左室肥大抑制効果など心血管保護効果があきらかです[10]。β遮断薬やカルシウム拮抗薬の有用性も多数報告されています[11~13]。これらの降圧薬でも不十分な場合に中枢性交感神経作動薬やα遮断薬も候補となりますが、起立性低血圧などに注意が必要です。

低血圧

1. 定 義

血液透析関連低血圧は、血液透析中の急激な血圧低下（透析低血圧）、起立性低血圧、常時低血圧に分けられます。血液透析中の急激な血圧低下とは、SBPが20mmHg以上あるいは症状を伴って平均血圧が10mmHg以上低下する場合[14]と定義されています。血圧低下時には臓器灌流が低下し、冠血流や脳血流の減少は致命的となるため、予後不良です。血液透析中に説明困難な血圧低下が生じた場合は、急性冠症候群を念頭に置き鑑別します。

2. 原 因

ドライウエイトが厳しいと、水分需要が高まって体重増加が多くなります。そして、厳しいドライウエイトを達成するために除水量が過剰となり、透析中も非透析時も低血圧となる可能性があります。また、ドライウエイトは適正でも、体重増加が過剰な場合は時間当たりの除水量が多くなり、血圧が低下しやすくなります。さらに、低アルブミン血症では、低膠質浸透圧でプラズマリフィリング速度が低下し、除水に伴う循環血漿量の減少を代償できずに血圧が低下します。

通常の除水速度で血圧が低下する場合は、心機能低下を疑います。糖尿病性自律神経障害も透析低血圧や起立性低血圧の原因として重要です。

そのほか、透析液の温度（高温）、貧血、透析中の食事摂取、薬剤（ナファモスタットメシル酸塩など）によるアナフィラキシーショック、透析膜によるfirst use症候群、酢酸透析液なども低血圧の原因となります。

3. 治療

1) 除水速度の低減

低血圧防止のために高ナトリウム透析が適用されやすいですが、安易に施行すべきではないとされています。代わりに、時間当たりの除水量を減らすために透析時間の延長を考慮します。血液透析中の循環血漿量の変動には、除水速度や細胞外液量、血管透過性、血清蛋白質、血清ナトリウム濃度、血糖（低血糖は低血圧発作の誘因となる）、食事摂取などさまざまな因子が関与します。最大除水速度は15mL/kg/h以下[14]が推奨されています。

2) 昇圧薬

循環血漿量の減少がないにもかかわらず低血圧が生じる場合、ドロキシドパやアメジニウムメチル硫酸塩などの経口昇圧薬が有効なことがあります。低血圧の発作時には生理食塩液の補液や、ドパミン塩酸塩やエチレフリン塩酸塩などの静注も行われますが、原因を検索せずに漫然と昇圧薬を投与することは慎むべきです。

3) 低温透析液・血液透析濾過

低血圧の予防として、低温透析液の使用も効果的です[15]。また、血液透析濾過では、置換液量が4〜6Lでも血圧が安定する例もあります。

4. 起立性低血圧と常時低血圧

起立性低血圧は糖尿病患者に多く、自律神経障害が主因であり、ドライウエイトの調整や昇圧薬で対処します。常時低血圧は透析前SBPが100mmHg未満と低く、除水不全から体液量過剰となり、うっ血性心不全を惹起する病態で、低栄養や心機能障害を評価する必要があります。

家庭血圧の評価

一般人では、心血管イベントは血圧の変動と同期し、月曜日や冬に増えるといわれています。血液透析患者では朝の血圧は透析日ごとに変動し除水の影響を強く受けますが、腹膜透析患者ではほぼ一定です。血圧の季節変動として、血液透析患者でも腹膜透析患者でも冬に高くなり、夏に低下するとされています[16]。それらの変動を念頭に置き、血圧を管理することが推奨されます。

おさらい 検査&検査値理解のポイント

- 降圧目標は患者ごとに異なります。
- 高血圧・低血圧ともに、ドライウエイトが適正であるかどうか検討します。
- 安定した患者では、週はじめの透析前血圧は140/90mmHg未満にコントロールします。
- 透析中の血圧変動は、ドライウエイト、降圧薬の過不足や透析での薬の除去、透析後半でのレニン分泌亢進、除水過多などが原因として考えられます。
- 家庭血圧や透析前血圧などの日内・週間・季節変動をチェックし、変動に合わせて投薬を考えます。

◆ 引用・参考文献 ◆

1) 日本透析医学会統計調査委員会. 図説 わが国の慢性透析療法の現況（2016年12月31日現在）. 東京, 日本透析医学会, 2017, 53p.
2) Zager, PG. et al. "U" curve association of blood pressure and mortality in hemodialysis patients. Medical Directors of Dialysis Clinic, Inc. Kidney Int. 54 (2), 1998, 561-9.
3) Shoji, T. et al. Hemodialysis-associated hypotension as an independent risk factor for two-year mortality in hemodialysis patients. Kidney Int. 66 (3), 2004, 1212-20.
4) 日本透析医学会統計調査委員会. 図説 わが国の慢性透析療法の現況（2005年12月31日現在）. 東京, 日本透析医学会, 2006, 63p.
5) Agarwal, R. et al. Dry-weight reduction in hypertensive hemodialysis patients (DRIP): a randomized, controlled trial. Hypertension. 53 (3), 2009, 500-7.
6) 日本透析医学会. 血液透析患者における心血管合併症の評価と治療に関するガイドライン. 日本透析医学会雑誌. 44 (5), 2011, 337-425.
7) 中井滋ほか. わが国の慢性透析療法の現況（1999年12月31日現在）. 日本透析医学会雑誌. 34 (1), 2001, 1-31.
8) 日本透析医学会. 維持血液透析ガイドライン：血液透析処方. 日本透析医学会雑誌. 46(7), 2013, 587-632.
9) Chazot, C. et al. The Janus-faced aspect of 'dry weight'. Nephrol. Dial. Transplant. 14 (1), 1999, 121-4.
10) Takahashi, A. et al. Candesartan, an angiotensin II type-1 receptor blocker, reduces cardiovascular events in patients on chronic haemodialysis--a randomized study. Nephrol. Dial. Transplant. 21 (9), 2006, 2507-12.
11) Cice, G. et al. Carvedilol increases two-year survival in dialysis patients with dilated cardiomyopathy: a prospective, placebo-controlled trial. J. Am. Coll. Cardiol. 41 (9), 2003, 1438-44.
12) Nakao, K. et al. Beta-blocker prescription and outcomes in hemodialysis patients from the Japan Dialysis Outcomes and Practice Patterns Study. Nephron. Clin. Pract. 113 (3), 2009, c132-9.
13) Foley, RN. et al. Impact of hypertension on cardiomyopathy, morbidity and mortality in end-stage renal disease. Kidney Int. 49 (5), 1996, 1379-85.
14) K/DOQI Workgroup. K/DOQI clinical practice guidelines for cardiovascular disease in dialysis patients. Am. J. Kidney Dis. 45 (4 Suppl 3), 2005, S1-153.
15) Selby, NM. et al. A systematic review of the clinical effects of reducing dialysate fluid temperature. Nephrol. Dial. Transplant. 21 (7), 2006, 1883-98.
16) 竜崎崇和. "血圧". 高齢血液透析患者の治療とケアのガイドブック. 岡田一義ほか編. 東京, 東京医学社, 2015, 8-19.

東京都済生会中央病院副院長／腎臓内科
竜崎 崇和（りゅうざき・むねかず）

第2章
理学的検査

2 ドライウエイト

ドライウエイトって何？

ドライウエイトとは、透析終了時にその体重になるように除水量を決定する際の目標体重のことです。

✓ 見直し頻度

定期的なエックス検査などを参考に必要があれば見直します。また、体調の変化などに応じて適宜見直しを行います。

✓ 注意点

ドライウエイトは患者の状態により変化するため、血圧や心胸比、浮腫などに気をつけながら見直す必要があります。

除水とドライウエイト

　人間の体内に含まれる水分量は、本来、腎臓のはたらきにより適正に調節されています。しかし、腎不全患者では腎臓の機能が喪失しているため、代わりに透析治療で体の水分量を調節しなくてはなりません。

　尿が出なくなった腎不全患者の場合、食事や飲水により不要な水分が体内に蓄積します。この余分な水分を透析治療で取り除きますが（除水）、その際の基準になるのがドライウエイトです。透析を開始する際には、ドライウエイトまで体重が戻るように除水量を設定します。たとえばドライウエイトが60kgの患者が62.5kgで来院した場合、約2,500mL（施設により＋αの調節をする場合もあります）の除水を行うことになります。学術的にドライウエイトを定義すると、「体液量が適正で、透析中に過度の血圧低下を生ずることなく、かつ長期的にも心血管系への負担が少ない体重」[1]ということになります。

ドライウエイトの設定方法

　ドライウエイトは、体にむくみがないかどうか、血圧が適正にコントロールされているかどうか、胸部エックス線で心胸比（図）が適正かどうか、胸水貯留がないかどうかなどをみながら設

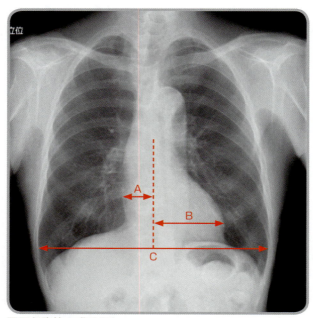

図　心胸比の求めかた
心胸比(%)は、心臓の幅（A＋B）÷胸郭の幅（C）×100で求める。

定します。心胸比は50％以下（女性では53％以下）[1]が正常とされていますが、痩せている人に比べて太った人では心胸比は大きくなります。また、しっかり息を吸い込んだ状態で胸部エックス線撮影を行っているかどうかでも数値が異なります。したがって、数字だけにとらわれずに、以前の胸部エックス線写真と比較することも重要です。

　しかし、患者が「楽だ」と思うドライウエイトと、医師が適正と考えるドライウエイトが一致しないこともあります。そのような場合、ヒト心房性ナトリウム利尿ペプチド（human atrial natriuretic peptide；hANP）を測定して参考にすることがあります。透析終了時のhANPの基準値は50～100pg/mLで、100pg/mLを超える場合にはドライウエイトを下げたほうがよいことになります[2]。しかし、僧帽弁閉鎖不全症で心房細動になっている患者ではhANPは異常高値になり、ドライウエイトの指標としては使えないこともあります[2]。その場合、血液濃縮率（plasma water index；PWI）という指標も役立ちます[3]。計算式は以下のとおりです。

PWI＝循環血漿量変化率÷体重変化率
循環血漿量変化率＝1－透析前総蛋白（g/dL）÷透析後総蛋白（g/dL）
体重変化率＝1－透析後体重÷透析前体重

　PWIの基準値は2～4となっています。2未満の場合は測定日の透析後体重は除水が不十分であったことになり、4を超える場合は除水が多すぎたことになります。そのほか、下大静脈径の測定[4]や、クリットラインで得られる血管内容量の変化、生体電気インピーダンス法を利用してドライウエイトを設定するなどの報告[5]もあります。

ドライウエイトが適正でない場合の影響と対処

　ドライウエイトが本来あるべき値よりも重く（高く）設定されてしまうと、水分過剰の状態が続くことになります。すると、血圧が上昇したり心臓に負担がかかったりして、その結果、心不全になる恐れがあります。一方、ドライウエイトが軽（低）すぎると、無理な除水により血圧が下がり、気分不良やこむら返りなどの原因になります。

　ドライウエイトは、一度設定したらそのままずっと変わらないというわけではなく、体の状態により変化していくものです。体調が悪く食欲不振が続くようであれば当然体は痩せてくるため、ドライウエイトは下げなければなりません。逆に体調がよくなって食欲が旺盛になってきた場合は、血圧低下や治療後の倦怠感が生じるためドライウエイトを上げる必要があります。

おさらい 検査&検査値理解のポイント

- ドライウエイトは、透析終了時の目標となる体重です。
- ドライウエイトは、血圧や心胸比、浮腫、PWI、hANP、心臓超音波検査所見などを参考にして設定します。
- ドライウエイトは一定ではなく、患者の状態変化に応じて見直す必要があります。

◆ 引用・参考文献 ◆

1) 日本透析医学会. 血液透析患者における心血管合併症の評価と治療に関するガイドライン. 日本透析医学会雑誌. 44 (5), 2011, 337-425.
2) 湯浅健司ほか. 血液透析患者の心房性Na利尿ペプチドの臨床的意義. 日本透析療法学会雑誌. 24(12), 1991, 1557-62.
3) 吉田泉ほか. 透析中の循環血液量モニタリングによる新しいドライウエイト設定法の評価. 日本透析医学会雑誌. 43 (11), 2010, 909-17.
4) 安藤康宏ほか. 超音波断層法による血液透析中の下大静脈内径変化の検討：特に除水量との関係について. 人工透析研究会会誌. 18 (2), 1985, 173-9.
5) 前島俊一ほか. CRIT-LINEとbody composition analyzerを併用した透析患者の体液変動についての検討. 日本透析医学会雑誌. 32 (3), 1999, 199-203.

甲南会甲南病院血液浄化・腎センター部長
藤森 明（ふじもり・あきら）

第2章 理学的検査

3 胸部エックス線撮影／腹部エックス線撮影

何がわかる？

胸部エックス線撮影により、心胸比（CTR）が計測できます。また、胸水や肺うっ血、肺水腫、肺炎などの診断を行うことができます。腹部エックス線撮影では、消化管穿孔や腸管麻痺、腸閉塞、腹水貯留などの診断を行います。

✓ 検査頻度

胸部エックス線撮影は月1～2回、透析後に実施します。腹部エックス線撮影は、腹痛や嘔気、腹部膨満感などの腹部症状のあるときに行います。

✓ 注意点

- 胸部エックス線撮影では、CTRは経時的に比較し評価することが重要です。また、肺野や縦隔、肺門の異常所見も見逃さないように注意します。
- 腹部エックス線撮影では、異常ガス像を認めた場合、造影コンピュータ断層撮影（CT）や専門医へのコンサルトを行います。

基準値・目標値

胸部エックス線写真：肺うっ血がない
CTRが50％以下（女性では53％以下）
腹部エックス線写真：異常ガス像、腫瘤影、腹水貯留がない

検査の目的・頻度

　維持透析患者では、胸部エックス線写真で心胸比（cardiothoracic ratio；CTR）や肺うっ血の程度を評価し、ドライウエイト設定の参考にします。胸部エックス線撮影は、一般的に月1～2回、ドライウエイトに達した透析後に実施します。また、呼吸苦や発熱などを呈し、溢水や肺炎などが疑われる場合に診断目的で実施します。

　腹部エックス線撮影は定期的には実施しませんが、腹痛や嘔気、腹部膨満感などの腹部症状があるときに診断目的で行います。

検査結果からわかること

　エックス線撮影では、エックス線管（線源）からエックス線が出て、途中で体を通過したエックス線が検出器（またはフィルム）に当たり、エックス線が吸収された度合いによって白黒の濃淡が現れます。空気は密度がほぼ0g/cm³のためエックス線が吸収されず、ほとんどのエックス線が検出器（フィルム）に到達するため、空気がある部分は黒く映ります。一方で、密度が水（1g/cm³）に近いもしくはそれ以上の組織（筋肉、軟部組織、骨など）は、エックス線の大部分が吸収され検出器（フィルム）に到達しないため、白く映ります。肺には水分が約1割、空気が約9割含まれているため、9割方は黒く映ります[1]。

　胸部エックス線撮影は、基本的に立位後前像（posterior-anterior〈P-A〉、エックス線が患者の後方から前方に向かって通過する）で最大吸気時に行います。腹部エックス線撮影では、仰臥位前後（anterior-posterior；A-P）、立位前後（A-P）、デクビタス（側臥位後前、仰臥位側方）での撮影が必要に応じて行われます[2]。

胸部エックス線写真の読影のポイント

　胸部エックス線写真は、読影の順番を決めておくと見逃しを減らすことができます[3]。以下は読影順の一例です。

①骨・軟部陰影：骨折や皮下気腫の有無を観察します。
②胸膜・横隔膜（図1-①）：胸膜肥厚や気胸の有無を観察します。
③肋骨横隔膜角（図1-②）：胸水貯留の有無を観察します。
④縦隔・心陰影（図1-③）：気管や左右気管支、大動脈（上行、弓部、下行）、CTRなどを観察します。
⑤肺門陰影（図1-④）：肺うっ血（肺動脈径の拡大）や肺門リンパ節腫脹などの有無を観察します。

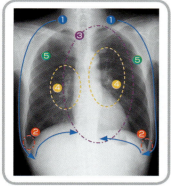
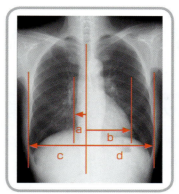
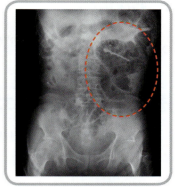

図1 胸部エックス線写真の読影順
①胸膜・横隔膜、②肋骨横隔膜角、③縦隔・心陰影、④肺門陰影、⑤肺野

図2 CTRの求めかた
CTR（%）は心臓の幅（a＋b）÷胸郭の幅（c＋d）×100で求める。

図3 拡張した小腸ガス像
拡張した小腸のガス像を認め、腸管麻痺が疑われる。CTではS状結腸憩室穿孔による腹膜炎が認められた。

⑥肺野（図1-⑤）：左右の肺野を見比べることが重要です。肺水腫や肺炎、無気肺、肺腫瘍などの有無を観察します。

透析患者では、胸部エックス線写真からCTRを計測し、ドライウエイト設定の参考にします。CTRとは、胸部エックス線写真正面像における心臓の幅と胸郭の幅の比率です（図2）。

腹部エックス線写真の読影のポイント

腹部エックス線写真の読影では、異常ガス像や軟部濃度陰影、石灰化像について評価を行います。

1. 異常ガス像

腸管外のガス像は基本的に異常ガス像です。腹腔内遊離ガスは消化管穿孔を疑います。そのほか、門脈ガスや腸管気腫は腸管の壊死が疑われます。腸管内ガスは、正常では胃、十二指腸球部にみられ、小腸では少ないです。結腸では便塊と混在した少量のガスがみられることが多いです。立位で鏡面像を呈する小腸ガスや臥位で拡張した小腸ガス像（図3）は、腸閉塞や麻痺性イレウスを疑います。拡張した結腸のガス像は、大腸がんなどによる大腸閉塞が疑われます。S状結腸の軸捻転による閉塞では、特徴的なコーヒー豆状の陰影がみられます。

2. 軟部濃度陰影（腹水、腫瘤など）

仰臥位で側腹線条（腹膜外脂肪）と上行結腸、下行結腸のあいだが開く側腹線状徴候や、Dog's ear sign（腹水が骨盤内の膀胱頭側に溜まり、犬の耳のように見える）などの所見がみられた場合、腹水貯留が診断されます[2]。また、大きな卵巣腫瘍や子宮筋腫が腫瘤影として認められることがあります。

3. 石灰化

胆嚢結石、腎・尿管結石、虫垂の糞石が認められることがあります。また、透析患者では動脈の石灰化が認められることが多いです。

透析患者におけるエックス線写真の正常・異常

透析患者におけるCTRの目標値は50％以下（女性では53％以下）[4]ですが、心疾患を合併しているためCTRが長期にわたり目標値よりも大きい場合も多く、前回、前々回と比べてどうなっているか、経時的に評価することが重要です。また、胸部エックス線写真の読影の際には、CTRの計測のみでなく、肺門陰影の増強や胸水貯留、肺炎像や腫瘤影の有無などもかならずチェックするようにします。腹部エックス線写真では、異常ガス像や腹水貯留、石灰化がないかどうかを確認します。

エックス線写真の異常の原因・症状・対処法

胸部エックス線写真でCTRの拡大や肺門陰影の増大が認められる場合は、ドライウエイトの調整を行います。また、呼吸苦や血圧の異常を伴う場合は、心臓超音波検査などで心機能の評価を行います。肺炎像や肺腫瘤影が認められる場合は、胸部コンピュータ断層撮影（computed tomography：CT）や専門医へのコンサルトを考慮します。

腹部エックス線写真で異常ガス像を認めた場合は、ただちに造影CTや専門医へのコンサルトを行います。維持透析患者は非閉塞性腸間膜虚血や大腸憩室穿孔のハイリスクグループであり[5,6]、とくに高齢者では腹痛や腹膜刺激症状などの腹部所見が乏しい例もみられるため[6]、腹部症状が軽微でも腹部エックス線写真でこれらの疾患が疑われる場合は迅速な対応が必要です。

・おさらい 検査&検査値理解のポイント・

- 胸部エックス線撮影は月1〜2回、ドライウエイトに達した透析後に実施します。
- CTRは経時的に評価します。
- 腹部エックス線写真で異常ガス像を認めた場合は、ただちに造影CT撮影や専門医へのコンサルトを行います。

◆引用・参考文献◆

1) 長尾大志. "読影を始める前に知っておくべきこと". レジデントのためのやさしイイ胸部画像教室：ベストティーチャーに教わる胸部X線の読み方考え方. 東京, 日本医事新報社, 2014, 2-23.
2) 古川顕. 腹部単純写真での異常所見の味方：これだけは気づいてほしい. レジデントノート. 13(6), 2011, 32-40.
3) 金子教宏. 胸部X線の基本的な読み方. レジデントノート. 16 (4), 2014, 646-56.
4) 日本透析医学会. 血液透析患者における心血管合併症の評価と治療に関するガイドライン. 日本透析医学会雑誌. 44 (5), 2011, 337-425.
5) 正司裕隆ほか. 血液透析患者に発症したnonocclusive mesenteric ischemiaの2例. 日本臨床外科学会雑誌. 73 (7), 2012, 1700-4.
6) 今裕史. 腹部所見に乏しかった、維持透析患者に発症した大腸憩室穿孔の2例. 日本腹部救急医学会雑誌. 32 (7), 2012, 1259-62.

KKR札幌医療センター外科血液浄化センター長
今 裕史（こん・ひろふみ）

第2章 理学的検査

4 安静12誘導心電図

何がわかる？

左室肥大や左房負荷、虚血性心疾患などを検出することができます。

✓ 検査頻度

少なくとも年1回。症状がある場合はかならず行います。

✓ 注意点

透析患者では心疾患が潜在することも多く、正常な心電図所見が得られないことも多いです。安静12誘導心電図をとる際は、かならず前回からの比較、あるいはさらにさかのぼった検査所見との比較により判断しましょう。

安静12誘導心電図を実施する目的

　安静12誘導心電図は、胸部症状を伴う急性病態の原因を診断するために行う場合と、症状とは関係なくスクリーニングの目的で行う場合とに分けることができます。本稿では、透析施設でよく行われる定時の安静12誘導心電図について、とくに医師が「ｘｘｘｘだね、ｘｘｘｘ起こしたかもね」と結論づける頻度の高いフレーズを例に出し、おもな疾患について解説します。

頻度の高い医師のフレーズ①「左室肥大でいいんじゃないかな」

　これは、医師がもっとも多く発言するセリフではないでしょうか。透析患者の7〜8割で左室肥大を合併するとの報告[1]があることも、このセリフの多さと関係するかもしれません。V_5誘導とV_6誘導のSTが低下しており、V_1誘導のS波とV_5誘導のR波の電位を足して3.5mV以上の場合、左室肥大を疑います（図1）。とくにST低下のパターンとして、「ストレインパターン」という、ST部分が緩やかに下降し急に上昇するタイプが典型的とされます。前回の心電図と比較してストレインパターンがより顕著になってきたとき、およびV_1誘導のS波とV_5誘導のR波の電位の和が高値になってきている場合は、左室肥大が進行している可能性があります。

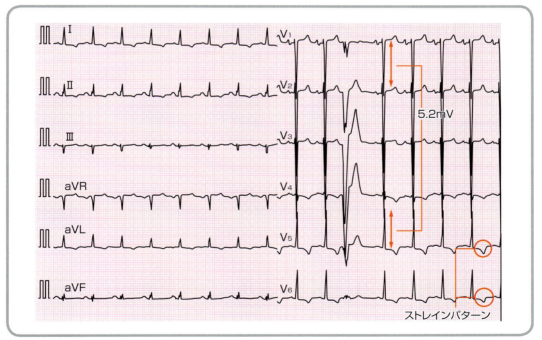

図1 ■ 左室肥大
V_5・V_6誘導のSTが低下し（ストレインパターン）、V_1誘導のS波とV_5誘導のR波の電位を足して5.2mVとなっている。

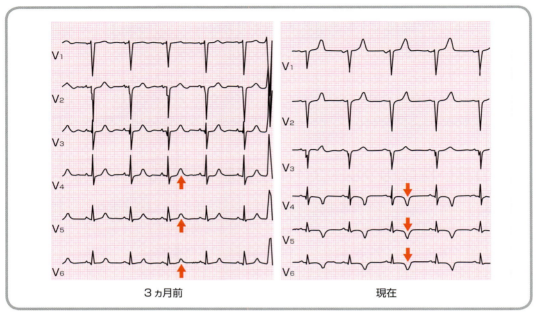

図2 ■心筋梗塞

V₄～V₆誘導のT波が陰転化している。

頻度の高い医師のフレーズ② 「心筋梗塞を起こしたかもね」

　心筋梗塞を起こした場合でも透析患者では無症候や無症状であることが多く、発症後しばらく経ってから発見されることもめずらしくありません。心電図所見では、①複数の誘導に新たに現れたT波の陰転化（図2）、②非特異的なST-T変化、Q波、③新規の脚ブロックの出現の3つが新規にとらえられたとき、心筋梗塞を起こした可能性をつねに考えます。

　特異的なST-T変化がわからなければ、非特異的なST-T変化は当然わかりませんし、脚ブロックを読み取ることもできないでしょう。心電図所見の基本的な読みかたはみなさん自身で勉強してください。もちろん、STが上昇しているという、心筋梗塞時に代表される所見もとても大事ですが、一般的にスクリーニングとして行われる無症候時の12誘導心電図でそのような所見が得られることはきわめてまれですから、本稿ではくわしく触れません。

頻度の高い医師のフレーズ③ 「左房に負荷がかかっているね！」

　心房細動を合併する透析患者が増えています。心房細動は、心房への負荷がかかった状態が続くと発症するといわれています。左房負荷を12誘導心電図でとらえられれば、とても役に立つわけです。

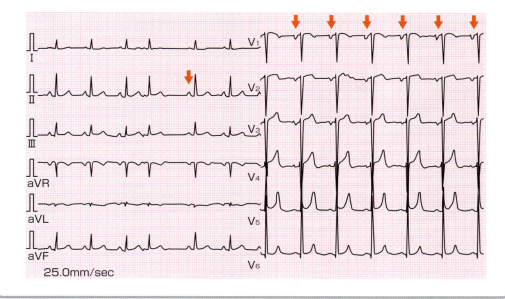

図3 ■左房負荷

V₁誘導のP波後半の陰転化と、Ⅱ誘導の2こぶ状の幅広いP波が認められる。

　左房負荷は、Ⅱ誘導とV₁誘導のP波で判断します。ざっくりいえば、心室の情報はQRSからT波まで、心房の情報はP波で判断します。たとえばⅡ誘導であれば、P波は1つの山に見えますが、じつは2つの成分が重なって1つの山になっています。刺激伝導系のコントロールタワー、すなわち洞結節は右房寄りにありますから、右房→左房の順に興奮します。山の前半が右房を、後半が左房を反映します。左房に負荷がかかると、左房の波形が大きくなり、すそ野が広がるため、Ⅱ誘導のP波は2こぶになり、P波の幅も広がります（図3）。同時にV₁誘導では、P波の後半部分が大きく陰転化します。この2つが見られれば、左房にはかなり負荷がかかっています。

頻度の高い医師のフレーズ④「QTcが長いね」

　最近の心電図は、各波形間の時間を自動で計測しています。とくにPQ時間、QRS幅、QT時間は臨床上とても大切な情報です。機械が自動的に計測した値を信用してよいかどうかについては意見が分かれるところですが、個人的にはかなり正確に計測されており、臨床的に使用することは問題ないと思っています。ただし、最終判断には医師の確認が必須であることはいうまでもありません。

　QT時間は心室筋の活動電位持続時間に一致しますが、その延長（図4）は心収縮後の再分極が遅延することを意味し、Torsades de Pointes（トルサード ド ポアント）という、心室頻拍の発症リスクが高くなっている状

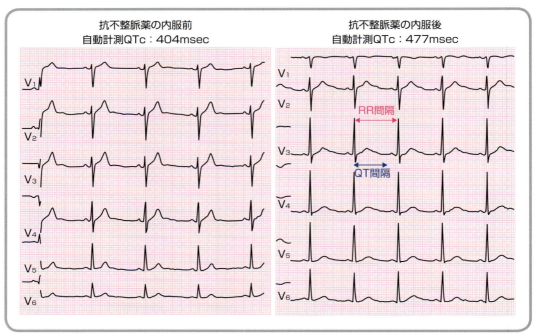

図4 QTc延長（文献2より）

態を表します。QT時間は心拍数の影響を受けるため、心拍数で補正したQTc（cは「補正した」を意味する"corrected"の頭文字）として表されます。正常値は男性で350〜440msec、女性で360〜450msecとされています。

　最近、透析患者では高率にQTc延長を合併することがわかってきました。透析患者に不整脈死や心臓突然死が多いことはよく知られていることですから、今後QTcをこまめに観察することは大切かもしれません。絶対値としてQTc500msec以上、変化として60msec以上の延長が認められたとき、臨床上大きな注意を払う必要があります[3]。QTcが延長しているか否かの簡単な鑑別法として、ざっと見てQT間隔がRR間隔の幅の半分以上を占めているときは、延長している可能性があります。

> **・おさらい 検査&検査値理解のポイント・**
> - 安静12誘導心電図は、簡便で低侵襲であり、施設の規模によらず行うことが可能な有用な検査です。
> - かならず以前の波形と比較して、新規異常の有無を判断しましょう。
> - とくに左室肥大や左房負荷、虚血性心疾患の診断に有用です。
> - 自動計測の値にも着目するようにしましょう。

◆ 引用・参考文献 ◆

1) Addera, L. et al. Left Ventricular Mass Index Increase in Early Renal Disease：Imact of Decline in Hemoglobin. Am. J. Kidney Dis. 34 (1), 1999, 125-34.
2) 常喜信彦. QT延長を理解しよう！ 透析ケア. 22 (2), 2016, 150-2.
3) 日本循環器学会ほか. 遺伝性不整脈の診療に関するガイドライン (2017年改訂版), (http://www.j-circ.or.jp/guideline/pdf/JCS2017_aonuma_d.pdf).

東邦大学医療センター大橋病院腎臓内科准教授
常喜 信彦（じょうき・のぶひこ）

第2章 理学的検査

5 ホルター心電図

何がわかる？

定期的に実施する標準12誘導心電図検査では確認できない、通常の日常生活下での不整脈や心筋虚血が検出できます。

✓ 検査頻度

定期的に実施する検査ではありません。発作的に起こる動悸や息切れ、胸痛、胸部不快感、さらには失神など、不整脈や心筋虚血が疑われる場合に実施します。ホルター心電計を24時間装着して心電図を記録します。

✓ 注意点

心電図の判読を困難にさせるノイズに注意が必要です。

ホルター心電図検査の目的・頻度

　ホルター心電図検査は、通常の日常生活における身体的・精神的活動による不整脈や心筋虚血の有無をあきらかにするために行います。とくに、検査室で定期的に実施する標準12誘導心電図検査では検知できない発作性の不整脈や睡眠時の不整脈、自覚症状出現時の心電図を記録することが目的です。また、不整脈治療の効果判定のため、治療の前後で検査を実施します。

　定期的に実施する検査ではなく、発作的に起こる動悸や息切れ、胸痛、胸部不快感、さらには失神など、不整脈や心筋虚血が疑われる場合に実施します。ホルター心電計は通常、24時間装着します。

ホルター心電計装着の実際

　正確な解析のためには、ノイズがなく基線の動揺がない鮮明な心電図波形の記録が不可欠であり、そのためには確実な電極の装着が重要です。ノイズの原因として、①筋電図、②基線の変動、③電極の浮きや外れ、④静電気や電気機器から発生する高周波、⑤心電計や電極コードの接触不良などが挙げられます。電極は、以下の手順で装着します。
①酒精綿で電極装着部位の皮膚を拭きます。
②皮膚インピーダンスを低下させるために、角質除去剤で皮膚をよく拭きます。
③余分な角質除去剤をきれいに拭き取り、電極を前胸部に装着して心電計のコードを接続します。
④コードはすこし余裕をもたせ、テープで皮膚に固定します。
⑤記録計は、腹部に直接テープで固定します（装置によっては別の固定法もあります）。
⑥電源を入れ、心電図波形が適切かどうかを確認します。

　適切な波形が計測されているかどうかは、①明瞭なP波、②高いQRS波、③観察しやすいSTなどで判断します。

ホルター心電図の電極位置と標準波形

　ホルター心電計の電極位置と標準波形を**図1**に示します。ホルター心電図での代表的な誘導は、①NASA誘導、②CC5誘導、③CM5誘導です。それぞれの誘導は、**表1**のとおり標準12誘導心電図の各誘導と対応しています。

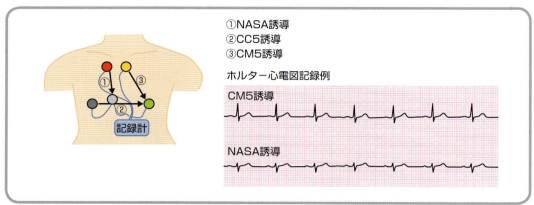

図1 ホルター心電計の電極位置と標準波形

表1 ホルター心電図の代表的な誘導

ホルター心電図の誘導	対応する標準12誘導心電図の誘導
NASA誘導	aVF誘導、V_1誘導
CC5誘導	I誘導
CM5誘導	II誘導、V_5誘導

ホルター心電計装着時の日常生活での注意点

　ホルター心電計を装着している場合、原則的に入浴はできません。また、電気毛布や低周波・高周波治療器などの電子機器は使用できません。電極に触らないようにし、ショルダーバッグのベルトなどが電極に当たらないように注意します。さらに、フリース素材など静電気が発生しやすい衣服の着用は禁止されています。

　心電図の記録に際しては、「食事」「トイレ」「運動」「睡眠」「服薬」などの生活行動を行動記録表に記載してもらいます。また、動悸や胸痛、めまいなどの自覚症状がある場合はイベントボタンを押すか、あるいはかならず行動記録表に症状を記載してもらいます。

検査結果からわかること

　不整脈の種類（表2）や頻度、心筋虚血の有無（ST低下または上昇）、失神や痙攣の原因（致死性不整脈や高度の徐脈性不整脈）などがわかります。ホルター心電図結果報告書では、心拍の基本情報ならびに不整脈の種類や頻度、さらにはST変化などが詳細に報告されます。実際の波形を確認することもできます（図2）。

表2 ■ 不整脈の種類

- 上室期外収縮、心室期外収縮
- 心房粗動、心房細動
- 致死性不整脈（心室粗動、心室細動、心室頻拍、心停止）
- 徐脈性不整脈（洞不全症候群、洞房ブロック、房室ブロック）

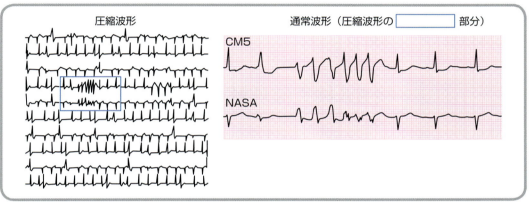

図2 ■ ホルター心電図に記録された心室頻拍

不整脈の原因・症状・対処法

1. 原因

一般的には冠動脈疾患や心筋症、心肥大、心臓弁膜症などが原因となることが多いですが、透析患者では電解質異常（カリウム、カルシウム、マグネシウム）や透析中のカリウム値・血糖値・循環血液量の急激な低下で不整脈が誘発されることがあります。

2. 症状

不整脈の種類や重症度にもよりますが、頻脈性不整脈であれば動悸、高度な頻脈となれば心拍出量が低下し、失神や痙攣、心不全症状が出現します。徐脈性不整脈であれば、失神や痙攣、さらには心不全症状を呈することがあります。

3. 対処法

とくに心房粗動・心房細動や致死性不整脈、さらには徐脈性不整脈と診断された場合は、循環器専門医の診察を受ける必要があります。患者の年齢や重症度、さらには合併症などによって治療方針が決定されます。不整脈に対する治療としては、①薬物療法（β遮断薬や非ジヒドロピリジン系カルシウム拮抗薬）、②カテーテル焼灼術、③緊急治療としての自動体外式除細動器（automated external defibrillator；AED）、④植え込み型除細動器（implantable cardioverter defibrillator；ICD）、⑤恒久ペースメーカ植え込みなどがあります。

患者に伝えたい日常管理のポイント

　一般的に不整脈の誘発因子として、運動、過度の労作・ストレス、睡眠不足、飲酒、喫煙、カフェイン含有飲料（コーヒー、紅茶、日本茶）などがあるため、これらを避ける必要があります。とくに透析患者ではカリウム上昇やマグネシウム上昇が致死性不整脈の原因となることが多いため、カリウム含有食品の摂取制限やマグネシウム含有下剤の制限を厳重に指導します。また、運動や労作によって発作が誘発・増悪、逆に消失・減少する不整脈もあるため、必要に応じ運動制限の要否や程度を評価し指導しましょう。

おさらい 検査＆検査値理解のポイント

- ホルター心電図は、日常生活下で24時間心電図を記録します。
- 定期的に実施する標準12誘導心電図では記録できない、発作性の不整脈や心筋虚血の診断に優れています。
- 正確な記録のためには、適正に電極を装着し、ノイズに注意する必要があります。
- 心房粗動・心房細動や致死性不整脈、さらには徐脈性不整脈と診断された場合は、循環器専門医の診察を受ける必要があります。
- 高カリウム血症や高マグネシウム血症は致死性不整脈の原因となるため、カリウム含有食品やマグネシウム含有下剤を避けるよう指導します。

◆ 引用・参考文献 ◆

1) 日本光電. きれいな心電図を記録するポイント：ホルター心電図編, (https://www.nihonkohden.co.jp/iryo/point/holter/index.html).

地方独立行政法人大阪府立病院機構大阪急性期・総合医療センター腎臓・高血圧内科主任部長
林 晃正（はやし・てるまさ）

第2章
理学的検査

6 心臓超音波（心エコー）

何がわかる？

心臓超音波（心エコー）は心機能を評価する画像検査であり、慢性腎臓病に合併する心血管疾患の病態生理をあきらかにして、心臓死リスクを階層化します[1〜3]。

✓ 検査頻度

透析導入時に実施します。透析導入後は、1〜3年に1回実施します。

✓ 注意点

各心機能指標が基準値以内であることを確認することのみならず、基準値以内であっても経年的変化を評価することが大切です。

基準値・目標値

左室拡張期径：男性4.8±0.4cm、女性4.4±0.3cm
左室駆出率：男性64±5％、女性66±5％
左室重量係数：男性76±16g/m²、女性70±14g/m²
左房容積係数：男性24±7mL/m²、女性17±7mL/m²
下大静脈径：21mm（呼吸性変動50％以上）

※すべてJAMP研究[4]による健常日本人での正常値

検査の目的・頻度

　透析患者では、心機能を評価し心血管疾患の合併の有無を調べることを目的として、透析導入時に心臓超音波（心エコー）検査を実施します。また透析導入後は、心機能を経過観察することを目的として、1～3年に1回、心エコーを実施します。

　呼吸困難を訴える慢性腎臓病（chronic kidney disease；CKD）患者では、心エコーを行うことで呼吸困難の原因が心不全か否かを判断することができます。

心エコーでわかる心血管疾患

1. 左室収縮障害

　左室収縮障害は、CKD患者の心血管死の予後予測因子です。日本人における左室駆出率（left ventricular ejection fraction；LVEF）の正常値は、男性で64±5％、女性で66±5％[4]です。左室容積（拡張期、収縮期）をbiplane Simpson法によって測定し、LVEF（［左室拡張期容積－左室収縮期容積］÷左室拡張期容積×100）を算出します。一般的に求心性左室肥大において、LVEFは心収縮を過大評価するとされています。LVEFの低値は心不全の機械的治療（植え込み型除細動器や左室再同期療法の適応条件の一つですが、透析患者でも有用かどうかはあきらかではありません。

2. 左室拡張障害

　LVEFが正常に保たれているにもかかわらず心不全徴候が出現する場合があり、その原因として左室拡張障害が考えられます。左室拡張障害の心エコー指標としては、左室流入血流速度波形のE（拡張早期波形速度）/A（心房収縮波形速度）、組織ドプラによる僧帽弁輪移動速度のe'、E/e'、三尖弁逆流速度（tricuspid regurgitation pressure gradient；TRPG）、左房容積係数（left atrial volume index；LAVI）などを計測します。現在のガイドラインでは、これらの指標を用いてから総合的に左室拡張障害を診断しています[5,6]。左室拡張障害は透析を行っていないCKD患者の約3割に認められ、心血管死亡の予後予測因子です。

3. 左室肥大

　左室重量を体表面積で除したものが左室重量係数で、左室肥大の診断に用いられます。わが国における左室重量係数の基準値は、男性が76±16g/m^2、女性が70±14g/m^{2}です[4]。透析導入時の左室重量係数高値と経年的増加は、患者の心臓突然死の予測因子です。さらに左室重量係数は、骨ミネラル障害や体液平衡を改善するか、腎移植により改善します。また、左室肥大は心アミロイドーシスのような特定の心疾患に関連している場合もあるため、注意が必要です。

4. 弁の石灰化

　心エコーにより、弁の石灰化と、それに伴う心臓弁膜症も評価・診断できます。維持血液透析

患者の半数は心臓弁膜症を併発しています。また、弁の石灰化の程度は、これらの患者の心臓血管死の予測因子です。弁の石灰化は、リン酸カルシウムの増加と二次性副甲状腺機能亢進症と関連します。しかし、心エコーによる弁の石灰化の定量的評価は困難であり、その場合はコンピュータ断層撮影（computed tomography；CT）が用いられることが多いです。

5. 体液過剰

下大静脈径および呼吸性変動の有無により、血管内体液量を評価し、体液過剰を診断することが可能です。しかし、肺疾患や右心不全など、右心系の負荷を伴う病態において本法は偽陽性となる可能性があります。

6. 血液透析による左室壁運動異常

血液透析により左室壁運動異常がひき起こされることがあることが知られており、このような患者は予後が悪いとされています。その原因として、左室肥大に伴う冠循環の自己調節機能の低下が考えられており、このような場合は血液透析の濾過量を減らすことが必要と考えられます。

・おさらい 検査&検査値理解のポイント・

- 心エコーを行うことで、呼吸困難を訴えるCKD患者において、その原因が心不全か否かを判断することができます。
- 心血管リスクの高い患者では、心エコー所見が機械的心不全治療導入の根拠となります。
- 外科的治療に際しては、心エコーを実施することで、麻酔も含めて必要な処置を準備しておくことができます。
- 心エコーは、CKD患者および維持透析患者に安全な医療・看護を提供するうえで、重要な情報を提供することができます。

◆引用・参考文献◆

1) Liu, YW. et al. The role of echocardiographic study in patients with chronic kidney disease. J. Formos. Med. Assoc. 114 (9), 2015, 797-805.
2) Sulemane, S. et al. Echocardiographic assessment in patients with chronic kidney disease: Current update. Echocardiography. 34 (4), 2017, 594-602.
3) Chiu, DY. et al. Cardiac imaging in patients with chronic kidney disease. Nat. Rev. Nephrol. 11 (4), 2015, 207-20.
4) Daimon, M. et al. Normal values of echocardiographic parameters in relation to age in a healthy Japanese population: the JAMP study. Circ J. 72 (11), 2008, 1859-66.
5) Lang, RM. et al. Recommendations for cardiac chamber quantification by echocardiography in adults: an update from the American Society of Echocardiography and the European Association of Cardiovascular Imaging. J. Am. Soc. Echocardiogr. 28 (1), 2015, 1-39.
6) Nagueh, SF. et al. Recommendations for the Evaluation of Left Ventricular Diastolic Function by Echocardiography: An Update from the American Society of Echocardiography and the European Association of Cardiovascular Imaging. J. Am. Soc. Echocardiogr. 29 (4), 2016, 277-314.

7）日本循環器学会／日本心不全学会合同ガイドライン．急性・慢性心不全診療ガイドライン（2017年改訂版）．(http://www.j-circ.or.jp/guideline/pdf/JCS2017_tsutsui_h.pdf).
8）Assa, S. et al. Hemodialysis-induced regional left ventricular systolic dysfunction：prevalence, patient and dialysis treatment-related factors, and prognostic significance. Clin. J. Am. Soc. Nephrol. 7 (10), 2012, 1615-23.

東海大学医学部内科学系循環器内科特任准教授
永井 知雄（ながい・ともお）

同教授／診療科長
伊苅 裕二（いかり・ゆうじ）

第2章 理学的検査

7 足関節-上腕血圧比（ABI）／脈波伝導速度（PWV）／内膜中膜複合体肥厚度（IMT）

何がわかる？

血管の動脈硬化の有無およびその程度がわかります。

✓ 検査頻度

足関節-上腕血圧比（ABI）は少なくとも年に1回、脈波伝導速度（PWV）と内膜中膜複合体肥厚度（IMT）は可能であれば年に1回実施します。

✓ 注意点

透析患者では、ABIは非透析患者と基準値が異なり、数値が高く出ることがあります。また、PWVは、動脈硬化が進むと数値が高く出すぎることがあります。

基準値・目標値

〈基準値〉
ABI：1.02以上
PWV：1,400cm/sec未満
IMT：1.1mm未満

透析患者での動脈硬化性疾患のリスク

　透析患者では、虚血性心疾患・脳血管障害・心不全などの心血管疾患（cardiovascular disease；CVD）の発症リスクや発症後の致死率が高いことが知られています[1]。また、透析導入前に動脈硬化が進展している症例が多く、その理由として動脈硬化促進因子と腎障害促進因子とは共通したものが多く、慢性腎臓病（chronic kidney disease；CKD）のステージが進行した患者ほど動脈硬化も高度であることが知られています。

　末梢動脈疾患（peripheral arterial disease；PAD）は、血液透析患者の約37.2％に認められ、その約半数が無症状であり、合併すると予後も悪いことが知られています[2]。

検査の目的・頻度

1. 足関節-上腕血圧比（ABI）

　足関節-上腕血圧比（ankle-branchial systolic pressure index；ABI）は、PADのもっとも重要なスクリーニング検査の一つであり、症状の有無にかかわらず年1回測定することが推奨されています。

2. 脈波伝導速度（PWV）

　脈波伝導速度（pulse wave velocity；PWV）は、心臓の拍動（脈波）が動脈を通じて手や足にまで届く速度のことです。動脈壁が厚くなったり硬くなったりすると、動脈壁の弾力性がなくなり、脈波が伝わる速度が速くなります。PWV測定では、腕と足の4ヵ所のセンサー間の距離と脈波の到達所要時間を計測し、計算式（両センサーの距離÷脈波の到達所要時間）にあてはめて得られた数値が高いほど動脈硬化が進行していることを意味します。

3. 内膜中膜複合体肥厚度（IMT）

　超音波Bモード法による内膜中膜複合体肥厚度（intima-media thickness；IMT）の計測は、動脈壁肥厚度を定量評価し、全身の動脈硬化の程度を反映します。

　頸動脈IMTと大動脈PWVは、透析患者では個々の症例や各施設の実情も考慮しつつ、評価項目を決めて、可能であれば年1回程度の測定が推奨されます。

検査結果からわかること

　ABI、PWV、IMTのような非侵襲的な代替指標を評価することで、PADや動脈硬化が早期に発見できます。それに加えて、動脈硬化やCVDの管理指標としても重要であるため、定期的な測定が必要です。

透析患者における正常値・異常値

　透析患者でPADを有する場合、下肢の血管石灰化が高度で、膝下の末梢病変が多いことから、ABIの基準値は0.9未満（非透析患者での基準値）ではなく、1.02未満が推奨されています。また、ABIが1.3以上の場合は石灰化病変の可能性が示唆されます。

　PWVは1,400cm/sec以上で異常とみなされます。下肢にPADがあると上腕・足首脈波伝導速度（brachial-ankle pulse wave velocity；baPWV）が低下するため、ABIと併せた評価が必要です。

　IMTは1.1mm以上でIMT肥厚とされ、動脈硬化症が進行しているとみなされます。

異常値の原因・症状・対処法

1. 原　因

　透析患者の大きな特徴の一つとして、高度の血管石灰化が高頻度に認められます。血管石灰化は、粥状動脈硬化巣の内膜石灰化とメンケベルグ型中膜石灰化とに大きく分けられ、透析患者では後者の頻度が非常に高いことが知られています。この背景因子として尿毒症が挙げられ、高カルシウム（Ca）血症と高リン（P）血症が石灰化促進因子として考えられ重要です。

　CKD患者における動脈硬化（CVD）の危険因子を表[3, 4]に示します。透析患者での動脈硬化のリスク（CVDリスク）は、高血圧、脂質異常、糖尿病などの古典的危険因子に加え、腎不全特有の危険因子（貧血、炎症、低栄養、ミネラル代謝異常など）もあり、その管理も重要です。

表　CKD患者の動脈硬化（CVD）危険因子（文献3、4より）

古典的危険因子	非古典的危険因子
高　齢	アルブミン尿
男　性	ホモシステイン
高血圧	Lp（a），apo（a）アイソフォーム
LDLコレステロール高値	リポ蛋白レムナント
HDLコレステロール低値	貧　血
糖尿病	カルシウム／リン代謝異常
喫　煙	細胞外液過剰
運動不足	電解質バランス異常
閉　経	酸化ストレス
心血管疾患家族歴	炎症（C反応性蛋白）
左心肥大	栄養障害
	血栓促進因子
	睡眠障害
	一酸化窒素（NO）／エンドセリンバランス異常

2. 症状・対処法

　動脈硬化の症状は早期には乏しく、PAD患者の約半数は無症候性であることが知られています。とくに、PADではFontaine分類（Ⅰ度：冷感・しびれ、Ⅱ度：間歇性跛行、Ⅲ度：安静時疼痛、Ⅳ度：潰瘍・壊死）に示すような症状がありますが、いきなりⅣ度で発見され重症化を来す例もみられます。したがって、ABIやPWV、IMTなどの非侵襲的な代替指標を用いて早期に発見し、危険因子への対策を行うことで、重症化の予防にもつながります。PADを発見した際は、とくに進行している状況では専門医の受診を勧めます。

患者に伝えたい日常管理のポイント

　Ca値とP値の管理が動脈硬化の予防には重要であるため、低栄養状態やサルコペニアに十分注意しながら、管理栄養士による適切な栄養指導を受けることが重要です。また、適切なP吸着薬の内服管理に加え、PAD合併患者ではシロスタゾールやサルポグレラート塩酸塩、ベラプロストナトリウムなどの抗血小板薬の併用と併せて、定期的なフットケアも大切です。さらに、貧血や炎症も動脈硬化の危険因子となるため、適切な透析治療を受けることが大切です。

おさらい　検査&検査値理解のポイント

- 動脈硬化は早期には症状が乏しいため、発見・進展予防には定期的な非侵襲的検査が重要です。
- ABIは透析患者では高値となるため、基準値に注意します。
- PWVやIMTも併用することで、動脈硬化の管理・予防に有用です。

◆ 引用・参考文献 ◆

1) Foley, RN. et al. Epidemiology of cardiovascular disease in chronic renal disease. J. Am. Soc. Nephrol. 9 (12 Suppl), 1998, S16-23.
2) Okamoto, K. et al. Peripheral arterial occlusive disease is more prevalent in patients with hemodialysis: comparison with the findings of multidetector-row computed tomography. Am. J. Kidney Dis. 48 (2), 2006, 269-76.
3) Sarnak, MJ. et al. Kidney disease as a risk factor for development of cardiovascular disease: a statement from the American Heart Association Councils on Kidney in Cardiovascular Disease, High Blood Pressure Research, Clinical Cardiology, and Epidemiology and Prevention. Circulation. 108 (17), 2003, 2154-69.
4) 日本透析医学会. 血液透析患者における心血管合併症の評価と治療に関するガイドライン. 日本透析医学会雑誌. 44 (5), 2011, 337-425.

沖縄徳洲会湘南鎌倉総合病院腎臓病総合医療センター血液浄化部部長
石岡 邦啓（いしおか・くにひろ）

第2章 理学的検査

8 シャント造影

何がわかる？

血液透析患者のシャント全体の状態を二次元で把握することができます。

✓ 検査頻度

シャントに異常が生じたときに随時実施します。

✓ 注意点

一般的に造影剤を使用するため、副作用（アレルギーやアナフィラキシーショック）の出現に注意する必要があります。

検査の目的・頻度

　シャント造影の目的は、血液透析患者のシャントの状態を把握することです。シャントの状態は、視診、聴診、触診を中心として、そのほかに透析効率の変化をみることである程度把握することができます。その診断を確実にするために、シャント造影が実施されます。

　最近では、シャント造影の前に超音波検査でシャントの形態や血流量を把握することが可能になってきており、シャント造影は必須の検査ではなくなりつつあります。しかし、上記検査で判別不可能な場合、たとえば鎖骨下静脈や中心静脈の病変を把握したりシャント全体の流れを把握したりするには、シャント造影は必須の検査となります。検査は定期的に実施する必要はなく、シャント状態の異常を疑ったときに実施します。

検査結果からわかること

　狭窄、閉塞、慢性完全閉塞性病変、瘤、末梢循環不全、静脈高血圧症、スチール症候群などのシャント異常を確実に診断することができます。

　シャント造影には一般的に二つの方法があります。一つは経静脈的にアプローチする方法で、簡便ですが、シャントフロー側（動脈吻合部側）の検査では駆血などによりシャント血管を遮断して行う必要があります。これにより、本来シャント血流が流れていない静脈なども描出され、血管の把握が困難になったり通常のシャントの流れが把握できなかったりすることがあります。もっとも確実な方法は、シャント動・静脈吻合部より中枢の動脈からアプローチすることで、この場合は自然なシャントの状態を把握することができます。造影にはエラスター針が使用でき、22～24ゲージの針であれば十分に検査が可能となり、検査前後の疼痛や血腫形成などの患者侵襲も少なくなります。

　上記のほか、経静脈性血管造影法（intravenous digital subtraction angiography；iv-DSA）という方法もありますが、この方法では静脈内に造影剤を入れ、それがいったん心臓に戻り、全身に流れる際のシャント血管を把握することになるため、造影剤の量や撮影のタイミング、検査後の画像処理などが困難なこともあります。したがって、経静脈的（図1）ないしは経動脈的（図2）にシャント血管に直接造影剤を流すのが簡便であり、確実な方法といえるでしょう。

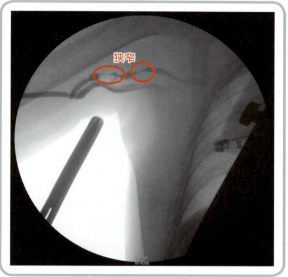

図1■経静脈造影による狭窄所見

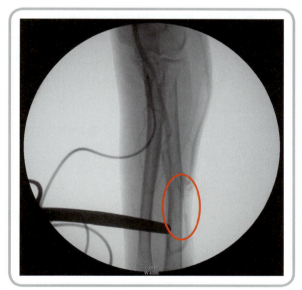

図2■経動脈造影による狭窄所見

造影剤が使用できない場合

　造影剤アレルギーで造影剤が使用できない場合、造影剤の代わりに炭酸ガス（二酸化炭素）を利用することで血管把握が可能になります。ただし、専用の炭酸ガス注入装置が必要です。

シャント異常への対処法

　シャント血管の狭窄や閉塞、瘤、さらには静脈高血圧症、スチール症候群を認める場合、血管内治療（経皮的血管形成術〈percutaneous transluminal angioplasty；PTA〉や血栓溶解）、または外科的手術を行います。したがって、透析担当医や血管専門医の診察ならびに診断と治療が必要になります。

シャント管理のポイント

　シャントをよい状態に保つことが重要であるため、日ごろからのシャント管理が重要です。シャント血管の走行や性状の観察、およびシャント吻合部やシャント血管全体の触診や聴診も重要です。また、透析中に警報（血流異常や静脈圧上昇）が発生した場合、シャント異常が考えられるため、透析中の各種モニタリングも重要となります。さらに、穿刺位置の工夫や止血方法なども、シャント異常を来さないためには重要です。

おさらい　検査＆検査値理解のポイント

- シャント造影により、シャント全体を視覚的に二次元で評価できます。
- 造影剤アレルギーのある患者もいるため、最近では可能な部分は超音波検査で評価を行うことが主流になってきています。
- 超音波検査で把握できない部分はシャント造影が絶大な威力を発揮し、シャントに関するさまざまな情報を得ることができます。

土田透析アクセスクリニック院長
土田 健司（つちだ・けんじ）

第2章 理学的検査

9 眼底検査

何がわかる？

血管を直接観察できるため、動脈硬化の程度がわかります。そのほか、糖尿病網膜症などのさまざまな眼疾患がわかります。

✓ 検査頻度

年1回。眼科医の指示があれば、さらに頻回に実施します。

✓ 注意点

検査忘れを防ぐため、透析医から眼科医への紹介状作成を患者ごとの年間スケジュールに組み入れて、眼科受診を促す契機とします。

基準値・目標値

基準値・目標値はありません。動脈硬化性変化や出血などの眼疾患がないこと、視神経乳頭の形状に緑内障様変化がないことを確認します。

検査の目的・頻度

透析患者では、動脈硬化の程度を把握することに加え、以下に示すさまざまな眼疾患の発見や管理のため、年1回の眼底検査が推奨されています[1]。

1. 眼底動脈硬化

高血圧患者における眼底動脈硬化（図1）は、虚血性心疾患や脳血管障害、あるいは心不全などといった心血管疾患の危険因子であるため、高血圧患者に対しては眼底検査の実施が推奨されています[2]。とりわけ透析患者では、これら心血管疾患による死亡リスクが一般住民と比較して著しく高いことが知られています。『血液透析患者における心血管合併症の評価と治療に関するガイドライン』[3]は、動脈硬化の評価方法として眼底検査を挙げていませんが、透析患者の動脈硬化の目安を眼底検査によって知ることは意義あることと考えられています。

2. 網膜静脈閉塞症

動脈硬化によって生じる網膜静脈閉塞症（図2）は、不可逆的な視力低下を来しうる疾患であり、透析患者での有病率は約6%[4]と、一般住民（約2%）[5]に比べて高いことが知られています。眼底検査で早期に発見し、抗血管内皮増殖因子薬の硝子体注射やレーザー光凝固などの治療を行うことで、比較的良好な視力予後を期待できます。

3. 緑内障

日本人の視覚障害のおもな原因は、緑内障、糖尿病網膜症、加齢黄斑変性などです。このうち緑内障（図3）については、透析患者における有病率は約9～17%で[6,7]、一般住民と比較してやや高いようです[8]。慢性経過をたどる多くの緑内障患者は、高度の視野障害に至るまで視力低下を自覚しません。したがって、定期的な眼科受診による緑内障の早期発見は、透析患者においても一般住民と同様に重要です。

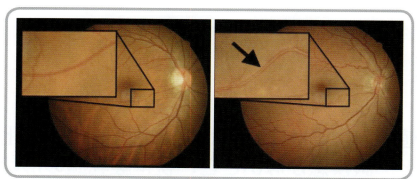

図1 ■ 眼底動脈硬化
血糖コントロール不良の糖尿病を有する40歳代男性（喫煙者）の眼底所見。正常眼底（左）と比較して、動脈硬化を来した眼底（右）では網膜細動脈の血柱反射が亢進しており（矢印）、網膜血管の蛇行も目立つ。

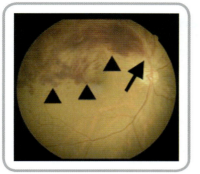
図2 ■ 網膜静脈閉塞症
閉塞部位（矢印）より末梢で網膜出血（矢頭）がみられる。

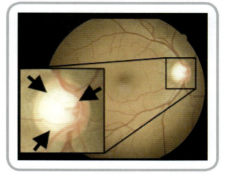
図3 ■ 緑内障
視神経乳頭陥凹（矢印）が拡大している。

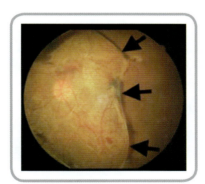
図4 ■ 糖尿病網膜症
線維血管膜（矢印）が旺盛に増殖している。

4. 糖尿病網膜症

　透析導入原疾患のうち、糖尿病性腎症の占める割合は40％を超え、第1位となっています[9]。糖尿病を有する透析患者の多くは糖尿病網膜症（図4）を合併しており[7]、糖尿病網膜症に関しても眼科医による定期的な眼底管理が必須です。

検査結果からわかること

　眼底動脈硬化の程度や緑内障を疑わせる眼底異常、糖尿病網膜症の有無とその進行の程度がわかります。さらに、網膜静脈閉塞症や加齢黄斑変性など、視力に大きな影響を与える眼疾患を発見することができます。

透析患者における眼底の正常・異常

　透析患者と非透析患者とで、眼底の正常所見に違いはありません。一般に、透析患者の眼底動脈硬化は同年代の非透析患者と比較して高度です。

　緑内障や糖尿病網膜症、網膜静脈閉塞症などでは、重症化するまで視力低下を来さない場合があります。自覚症状がなくても定期検査で異常を発見し、早期治療につなげることで、重症化を避けることが重要です。

患者に伝えたい日常管理のポイント

　透析患者では、大きな視力障害につながる眼疾患が生じる可能性が非透析患者より高いため、視力の異常を感じたら速やかに眼科医の診察を受けるべきです。また、自覚症状がなくても、透析医の指示にしたがって、眼科医による年1回の眼底検査を受けることが重要です。

●おさらい　検査＆検査値理解のポイント

- 眼底検査で動脈硬化の程度がわかります。
- 緑内障や透析患者に多い糖尿病網膜症などの発見・管理ができます。
- 透析患者では、自覚症状がなくても年1回は眼科医による眼底検査を受けることが推奨されます。

◆引用・参考文献◆

1) 日本透析医会・維持透析療法委員会監修. "慢性維持透析における検査項目と頻度". 安定期慢性維持透析の保険診療マニュアル（平成10年改訂）. 日本透析医会雑誌別冊. 東京, 日本透析医会, 1998, 6-14.
2) Shimamoto, K. et al. The Japanese Society of Hypertension Guidelines for the Management of Hypertension (JSH 2014). Hypertens. Res. 37 (4), 2014, 253-390.
3) 日本透析医学会. 血液透析患者における心血管合併症の評価と治療に関するガイドライン. 日本透析医学会雑誌. 44 (5), 2011, 337-425.
4) 佐藤健一. 透析患者における網膜静脈閉塞の有病率と発症に関与する因子. 第114回日本眼科学会総会. 2010.
5) Yasuda, M. et al. Prevalence and systemic risk factors for retinal vein occlusion in a general Japanese population : The Hisayama study. Invest. Ophthalmol. Vis. Sci. 51 (6), 2010, 3205-9.
6) 米田龍生ほか. 透析患者の眼検診の検討. 日本腎泌尿器疾患予防医学研究会誌. 14 (1), 2006, 109-11.
7) 松浦豊明ほか. 奈良県における維持血液透析患者の眼合併症. 眼科臨床紀要. 3 (11), 2010, 1154-8.
8) 鈴木康之ほか. 日本緑内障学会多治見疫学調査（多治見スタディ）総括報告. 日本眼科學會雑誌. 112 (12), 2008, 1039-58.
9) 日本透析医学会統計調査委員会. わが国の慢性透析療法の現況（2016年12月31日現在）. 日本透析医学会雑誌. 51 (1), 2018, 1-51.

日鋼記念病院眼科主任科長
佐藤 健一（さとう・けんいち）

第2章 理学的検査

10 腹部超音波（腹部エコー）

何がわかる？

腹部臓器の形態異常がわかり、とくに腎がんや肝がんの発見に役立ちます。

✓ 検査頻度

年1回程度

✓ 注意点

食後に検査を行うと、胆嚢が収縮して胆嚢の観察が困難となり、また胃内の食物や消化管内のガスでほかの臓器も見えにくくなるため、空腹時に検査を行います。

基準値・目標値

腹部臓器の形態異常がないこと

検査の目的・頻度

1. 目　的

　超音波（エコー）検査を行うと、体の内部をリアルタイムに観察することができます。手技に伴う痛みがなく、エックス線検査やコンピュータ断層撮影（computed tomography；CT）と異なり放射線を使用しないため、きわめて低侵襲に検査を行えます。検査対象者は、多少くすぐったいのをがまんすればよいだけです。

　観察できるおもな臓器は、腎臓、肝臓、胆嚢、膵臓、脾臓です。そのほかに、女性では子宮、男性では前立腺も観察することができます。各臓器の形態異常を発見することが目的ですが、とりわけがんの発見がおもな目的となります。とくに透析患者は一般集団よりも腎がんの発生率が約15倍といわれており[1]、腹部エコー検査は有用です。

2. 頻　度

　まだ症状の出ていないがんの発見を主目的とすると、透析患者においてエコーで偶発腫（画像検査でたまたま見つかる腫瘍）が見つかる頻度や、がんであった場合の検査頻度別の予後などがわかれば最適な検査頻度がわかりますが、これらははっきりしていないようです。経験的に年1回程度の検査としている施設が多いように思われます。

検査結果からわかること

　がん（かもしれない腫瘍性病変）の有無がわかります。そのほか、肝硬変や脂肪肝などの肝臓の異常、胆石や胆嚢ポリープの存在、肝硬変や白血病などで起こる脾腫、子宮筋腫や前立腺肥大症、実質臓器以外では腹部大動脈瘤が見つかることもあります。ただしこれらは、エックス線検査やCTでも簡単に発見でき、それらの検査であれば検査結果が検査施行者の技量に左右されることもありません。しかし、簡便性、非侵襲性、経済性の面ではエコー検査がすぐれており、はじめに行うスクリーニング検査には最適です。

透析患者における正常・異常

　エコー検査は形態を観察するものなので、検査結果の解釈は透析患者も一般集団と同じです。各臓器の「形」に異常がないことが「異常なし」となります。

異常の原因・対処法

1. 腎　臓
　「検査の目的・頻度」で述べたように、透析患者には腎がんの発生が多くみられます。透析歴が長くなると、腎臓はしだいに萎縮し、囊胞がたくさんできるようになります。「後天性多発囊胞腎」や「多囊胞化萎縮腎」などといわれますが、この囊胞ががんの元になります。このため、腎がんといえば一般的には高齢者のがんなのですが、透析患者の場合は透析歴が長ければ若年であってもがんの発生に注意が必要です。エコーで腎臓に腫瘍性病変が見つかった場合は、造影CTや核磁気共鳴画像法（magnetic resonance imaging；MRI）で診断を行い、がんであれば腎臓摘出術を行います。

2. 肝　臓
　肝硬変や肝がんもしばしばみられる異常所見です。透析患者は肝炎ウイルス罹患率が高く、血流感染の機会も多いため、既知の感染に対するフォローとしてはもちろん、偶発的に発見される肝硬変に対してもエコー検査は有用です。

3. 膵　臓
　膵臓は体の深いところにあるため観察しにくく、エックス線検査やCTより診断能が落ちますが、それでも膵管の拡張や境界不鮮明な腫瘤像から膵がんの発見に至ることもあります。
　そのほか、エコーで観察可能な範囲に異常が見つかった場合は、状態に応じた精査を行います。エコーでわかるのは基本的に形態の異常のみであるため、さらなる精査には造影CTやMRI、生検などが必要です。

患者に伝えたい日常管理のポイント

　エコー検査で発見される異常としてもっとも重要なのは、やはりがんです。わが国の慢性透析療法の現況によると、がんは透析患者の全死因の約10％を占め、3番目に多い死因となっています[2]。生活習慣の改善や日々のケアでがんを防ぐことはむずかしいため、早期発見が事実上の対抗手段となります。透析患者で頻度の高い腎がんの場合は、血尿が先行することがあるため、「尿に血が混じる」「無尿なのに血が出てきた」などの訴えがあった場合は、腎がんを疑う必要があります。
　肝臓の疾患は、ほとんどの場合無症状ですが、毎月の定期血液検査の際に肝酵素（アスパラギン酸アミノ基転移酵素〈aspartate aminotransferase；AST〉やアラニンアミノ基転移酵素〈alanine aminotransferase；ALT〉など）の上昇から判明することがあります。注意点としては、透析患者はASTやALTが比較的低値になりやすく、血液検査の結果が正常範囲内であったとしても、肝障害がないとは言い切れないことです。この場合はエコー検査が役立ちます。

そのほか、腹痛で胆石が見つかったり、背部痛で膵がんが見つかったりすることもあります。腹部や背部に何か症状があった場合は、まずは気軽に施行できるエコー検査でざっくりと調べて、怪しい所見があれば（侵襲的検査を含む）さらなる精査を行うという流れになります。したがって、症状がある場合は医療者へ伝えるよう、患者にあらかじめ説明しておきましょう。

おさらい 検査&検査値理解のポイント

- 腹部エコー検査は、簡便で低侵襲であり、低コストで気軽に行うことができます。
- 腹部および背部の症状があれば、まずはエコー検査を実施します。
- 透析患者は腎がんが発生しやすいため、年1回程度の腹部エコー検査でスクリーニングを行います。

◆ 引用・参考文献 ◆

1) Ishikawa, I. Acquired Cystic Disease of the Kidney and Renal Cell Carcinoma : Complication of Long-term Hemodialysis. Berlin, Springer, 2007, 120p.
2) 日本透析医学会統計調査委員会. "慢性透析療法の現況". 図説 わが国の慢性透析療法の現況（2016年12月31日現在）. 東京, 日本透析医学会, 2017, 13.

渓仁会手稲渓仁会病院腎臓内科部長
前田 卓人（まえだ・たくと）

同主任部長
滝沢 英毅（たきざわ・ひでき）

第2章　理学的検査

11 コンピュータ断層撮影（CT）

何がわかる？

エックス線撮影データを断層像にすることで、臓器の形態や腫瘍、出血、血管病変などが評価できます。

✓ 検査頻度

胸部・腹部コンピュータ断層撮影（CT）は年1回、頭部CTは年1回あるいは意識障害や外傷時に実施します。そのほか、精査が必要な場合に実施します。

✓ 注意点

造影剤を使用する場合は、アレルギーや残存腎機能への影響に注意します。また、頻回に検査を行う場合は、放射線被ばく量も考慮する必要があります。

基準値・目標値

基準値・目標値はありません。以前の画像との比較が重要です。

※異常がみられた場合は、超音波（エコー）検査や核磁気共鳴画像法（MRI）なども併用します。

検査の目的

　各種臓器に対する画像診断としては、コンピュータ断層撮影（computed tomography；CT）をはじめ、超音波（エコー）検査や核磁気共鳴画像法（magnetic resonance imaging；MRI）などがあります。それぞれの特徴がありますが、CTは比較的簡便な方法であり、エコーのような技量による差がなく、経時的な変化を含め客観的に評価できるのがメリットです。

　CT画像では、基本的に空気は黒色（低吸収域）、骨は白色（高吸収域）で表現され、脂肪や水はその中間の色になります。出血で生じた急性期の血腫は高吸収域となるため、脳出血は白く見えますが（図1）、脳梗塞の場合は急性期にはほとんど変化がなく、発症翌日以降に低吸収域として現れるため、CTは脳梗塞の急性期を診断するのには向いていません（図2）。

　また、CTは放射線被ばく量も考慮する必要がありますが、放射線量は1回の撮影で5～30mSVと比較的少ないため、健康を害するリスクはほとんどないといわれています[1]。しかし、頻回の検査や不要な検査は避ける必要があります。血管病変や腫瘍病変の評価には造影剤を使用することもありますが、後述（200ページ参照）するような注意点があります。なお、CTには用いませんが、MRIにおけるガドリニウム造影剤は、透析も含む高度腎障害患者に使用すると投与後数日から数ヵ月後に皮膚の硬化や関節拘縮を生じ死亡率も高い腎性全身性線維症という疾患を来しやすいことから、高度腎障害患者に対する使用は禁忌となっています[2]。

スクリーニングとしてのCT

　透析患者は悪性腫瘍の頻度が一般住民に比較して高く、なかでも腎がんや多発性骨髄腫、肝がん、大腸がん、子宮がんのリスクが高いと報告されています[3]。とくに腎がんは透析期間ととも

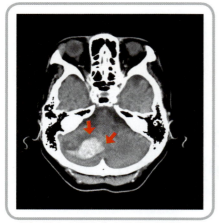

図1 ■ 右小脳出血急性期の頭部CT

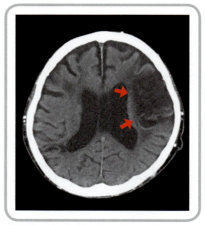

図2 ■ 陳旧性脳梗塞（左中大脳動脈領域）の頭部CT

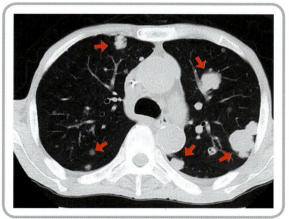
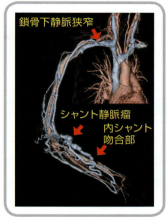

図3 ■ 盲腸がん多発肺転移の胸部CT　　図4 ■ 右上肢内シャントの3DCT（造影）

に発症率が上昇するため、定期的な画像診断が必須となります。また、胸部CTは胸部単純エックス線検査に比べて肺や気管支などの異常を鋭敏に検出できるため、肺病変のスクリーニングとして有用です（図3）。

スクリーニングCTの頻度として明確な基準はありませんが、腫瘍性病変の早期発見などを考えると年1回程度が適当と思われます。

血管病変に対するCT

透析患者において心血管疾患は重大な合併症であり、末梢動脈疾患（peripheral artery disease；PAD）の頻度も高いのが特徴です。CTは、血管の石灰化や大動脈瘤、大動脈解離の評価に有用な方法です。

また、最近のマルチスライスCTの進歩や高解像度化、画像処理技術の進歩により、造影CTの3D表示（3DCT）などで冠動脈病変や末梢血管病変の評価が可能となってきました。しかし、透析患者では動脈の石灰化が高度な例が多く、CTでの評価が困難となる場合があります。最近はシャントの血流を3DCTで詳細に描出することも行われており、とくに外からの観察がむずかしい鎖骨下動静脈の狭窄などを診断するのに有用です（図4）。

脳CT

前述したように、CTは急性期の脳出血やくも膜下出血、外傷による血腫や骨折、脳萎縮の評価には有用ですが、発症間もない脳梗塞は診断が困難です。急性期脳梗塞や脳動脈瘤などの血管病変、その他の神経疾患の精査などに関してはMRIのほうが優れています。CTは短時間で撮影

でき、MRIのように体内金属などによる禁忌がなく、施行可能な施設も多いため、意識障害や頭部外傷時にはまず行われるべき検査ですが、さらなる精査や脳血管のスクリーニングとしては、可能であればMRIが望ましいと思われます。

造影剤使用時の注意点

　CTの造影剤はヨード造影剤が主であり、腎障害の有無にかかわらずヨードアレルギーには注意が必要です。また、非透析患者において造影剤使用後に腎機能悪化がみられることがあり、造影剤腎症として問題になっています。非透析の腎障害患者に対して造影剤使用後に血液透析を行うことの有用性についてはいろいろな報告がありますが、造影剤腎症を防ぐには有用でないとする意見が多いようです[4]。

　透析患者に対する造影剤使用は、腎機能がすでに廃絶しているという点では使いやすいともいえますが、残存腎機能がある患者では残存腎機能を低下させる恐れ、および造影剤は透析しなければ体から抜けないという点を考慮する必要があります。以前の造影剤は、浸透圧が高く心臓に負担がかかるため、使用直後の透析による除去がよく行われていましたが、最近は原則として必要ないとされています。ただし、造影剤の量が多い場合（目安として200mL以上）や重度の心不全例には造影剤使用後の透析を検討する必要があります。

おさらい 検査&検査値理解のポイント

- 透析患者では悪性腫瘍を発症することが多く、早期発見のためのCTによるスクリーニングが有用です。
- マルチスライスCTの普及により、末梢血管病変の描出が可能となりました。
- 脳の急性期病変の診断にはCTが有効ですが、脳梗塞や血管病変の精査にはMRIが必要です。

◆引用・参考文献◆

1) 国立研究開発法人量子科学技術研究開発機構．放射線医学総合研究所ホームページ．(http://www.nirs.qst.go.jp/index.shtml)．
2) 細谷龍男ほか．腎障害患者におけるガドリニウム造影剤使用に関するガイドライン（第2版：2009年9月2日改訂）．日本腎臓学会誌．51 (7), 2009, 839-42.
3) 海津嘉蔵ほか．血液透析患者とがんの関係．診断と治療．101 (7), 2013, 1071-6.
4) 日本腎臓学会・日本医学放射線学会・日本循環器学会編．腎障害患者におけるヨード造影剤使用に関するガイドライン2012．東京，東京医学社，2012, 98p.

仁友会北彩都病院副院長／腎臓内科
和田 篤志（わだ・あつし）

第2章
理学的検査

12 内視鏡

何がわかる？

消化器疾患が疑われる患者において、食道、胃、十二指腸、大腸などの異常とその程度がわかります。

✓ 検査頻度

上部消化管内視鏡検査（EGD）は年1回、下部消化管内視鏡検査（CF）は1～2年に1回が推奨されます。症状がある場合は、それ以上の頻度で検査します。

✓ 注意点

- 透析患者は、出血などを伴う消化器疾患や消化器の腫瘍の頻度が高いため、注意が必要です。
- 症状に合わせて適切な検査を行います。
- 採血で貧血を認めた場合に、原因検索のために内視鏡検査を行うことがあります。

検査の目的・頻度

1. 目 的

内視鏡検査の目的は、おもに食道、胃、十二指腸、大腸などの消化器疾患の発見です。消化器疾患は、たとえば胃潰瘍のように痛みとして症状が出るものもありますが、ポリープやがんではよほど進行しない限り症状は出現しません。そのため、症状がなくても定期的な検査が望まれます。

2. 頻 度

検査の頻度は、疾患の早期発見のため、上部消化管内視鏡検査（esophagogastroduodenoscopy；EGD）は年1回、下部消化管内視鏡検査（colono fiberscopy；CF）は1〜2年に1回が理想とされています。検査にあたっての前処置薬は、透析患者と非透析患者とで変わらないため、一般に使われている前処置下剤などは透析患者でも通常量を服用してかまいません。しかし、透析患者は前処置薬以外にも抗凝固薬など多くの薬を服用しているため、ふだんの内服薬の検査時における継続・休止については検査担当医や透析担当医に確認する必要があります。

症状がある場合は、年1回に限らず検査を行います。たとえば上腹部の違和感やつかえ感、上腹部の痛みなどがある場合は、食道や胃などの疾患を疑います。また、便の狭小化（細くなる）や便秘、腹満感などがある場合は、大腸の疾患を疑います。これらの症状がある場合だけではなく、貧血の進行を認め、ほかに原因がない場合にも、消化管からの出血を疑い検査を勧めます。貧血の原因が消化管出血である場合は、便の性状が変化することが多いです。便が黒くなった場合は上部消化管からの出血、便が赤くなった場合は大腸からの出血が疑われるため、適切な検査を行うことが推奨されます。

透析患者における正常所見・異常所見

正常所見および異常所見に関しては、透析患者と非透析患者で違いはありません。しかし、消化器疾患の発生頻度として、透析患者では非透析患者より高いと報告されており[1]、注意が必要です。透析患者は、組織の脆弱性による易出血性からの消化管出血や、非ステロイド抗炎症薬（non-steroidal anti-inflammatory drug；NSAID）の服用頻度が高いことからの消化性潰瘍が多いとされています。また、免疫力低下や体内の尿毒症状環境からの悪性腫瘍の発生が多いとされています[1,2]。このように透析患者では消化器疾患が多いため、定期的なEGD、CFが推奨されます。

検査結果からわかること

EGDおよびCFによりさまざまな消化器疾患がわかります。EGDで発見できる特徴的な疾患を図1に、CFで発見できる特徴的な疾患を図2に示します。さまざまな消化器疾患があり、異常を

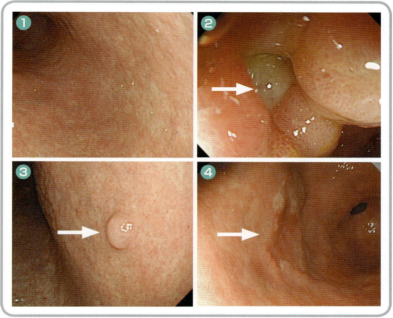

図1 ■ おもなEGD検査所見
❶萎縮性胃炎を認める。❷胃潰瘍。潰瘍底部に白苔（矢印）がみられる。❸胃ポリープ。
❹0−Ⅱa＋Ⅱc型の早期胃がん（矢印）。

認める場合は疾患ごとに対応が異なります。

異常がみられた場合の原因・症状・治療法

1. 胃潰瘍（図1-❷）

　NSAIDの内服やピロリ菌の感染などが原因です。透析患者はNSAIDの服用率が高く、胃潰瘍やびらんが高率にみられます。症状は上腹部の違和感や痛みが多いですが、出血による貧血症状で発見される患者もいます。治療は内服治療が多く用いられますが、一般的な治療薬であるH_2受容体拮抗薬は腎排泄であり腎不全患者では減量が必要であるため、注意が必要です。プロトンポンプ阻害薬は、透析患者にも比較的安全であり、よく使用されます。胃潰瘍の原因としてピロリ菌に感染している場合、除菌治療を行うこともあります。

2. 虚血性腸炎（図2-❷）

　高血圧や糖尿病、動脈硬化、うっ血性心不全などが原因とされています。透析患者はいずれも罹患率が高いため、高リスク群です。症状としては、腹痛や下血、下痢がみられます。病態として循環不全を伴うため、透析中もしくは透析直後に発生する頻度が高いです。軽症〜中等症は絶

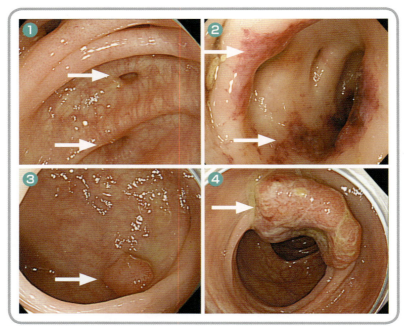

図2 ■ おもなCF検査所見
❶多発大腸憩室（矢印）。❷虚血性腸炎。粘膜のうっ血と出血を認める（矢印）。❸大腸ポリープ（矢印）。❹2型の進行大腸がん（矢印）。

食と補液で軽快することも多いですが、重症例では手術治療が必要となります。とくに非閉塞性腸間膜梗塞になると致死率も高いため、注意が必要です。

3. 大腸がん（図2-❹）

　食生活の欧米化とともに近年増加傾向にあり、日本でも女性ではがんによる死亡の第1位となっています。早期ではまったく症状がなく、進行してはじめて症状が出現することが多く、症状としては腹部違和感や膨満感、便秘、出血などがあります。治療は進行度により変化します。早期であれば内視鏡による切除や腹腔鏡下手術が行われ、進行がんであれば手術や抗がん薬治療などが行われます。進行した大腸がんの場合、大腸閉塞から腸閉塞を発症して緊急の処置や手術が必要になることもあります。治療により透析患者と非透析患者で生存率の差はなく[3]、患者の状態に応じて適切な治療が望まれます。

患者に伝えたい日常管理のポイント

　透析患者は消化器疾患の頻度が高いため、定期的な内視鏡検査が推奨されます。とくに症状から消化器疾患が疑われる患者には、内視鏡検査を勧めましょう。

おさらい 検査&検査値理解のポイント

- 症状がなくても、定期的な内視鏡検査が推奨されます。
- 透析患者は消化器疾患のリスクが高く、とくに内視鏡検査が推奨されます。
- 貧血の原因を検索するために内視鏡検査を行うこともあります。
- 発見された疾患により、適切に治療していくことが重要です。

◆ 引用・参考文献 ◆

1) 久木田和丘ほか．胃・十二指腸（上部消化管出血）．臨牀透析．18（12），2002，1521-4．
2) 大平整爾．維持透析患者の消化管疾患：症状からみた傾向と対策．臨牀透析．29（2），2013，151-2．
3) 村岡実ほか．"胃癌（内視鏡的所見）"．透析患者診療に役立つ診断と重症度判定のためのアプローチ．加藤明彦ほか編．東京，日本メディカルセンター，2016，253-5．
4) 梶村昌良ほか．虚血性腸疾患．前掲書1），1537-42．

北楡会札幌北楡病院外科部長
後藤 順一（ごとう・じゅんいち）

同副院長
久木田 和丘（くきた・かずたか）

第2章 理学的検査

13 骨量／骨密度

何がわかる？

骨は骨基質蛋白質と骨塩からなっており、面積もしくは体積当たりの骨塩量（骨密度）として骨量を測定し、骨折リスクの指標とします。

✓ 検査頻度

治療介入の内容によりますが、4ヵ月に1回の測定が許容されています。

✓ 注意点

大動脈石灰化や腰椎変形があったり、炭酸ランタン水和物などが腸管内に残留したりしている場合には、高値を示す可能性があるため、腰椎より大腿骨近位部での評価が望ましいと考えられます。

基準値・目標値

〈骨密度〉
若年成人平均値（YAM）の80％以上
YAMの70％以下または－2.5SD以下は骨粗鬆症
－2.5SDより大きく－1.0SD未満は骨量減少

検査の目的・頻度

　原発性骨粗鬆症の診断を念頭に、65歳以上の女性および70歳以上の男性では骨密度の評価が必要と思われます[1]。それ以下の年齢であっても、骨折イベント発症の危険因子とされる大酒家や喫煙者、大腿骨近位部骨折の家族歴を有する者のいずれかでは骨密度の測定が求められます。また、わずかな外力で生じた脆弱性骨折を有する場合にも、骨折リスクを評価するために骨密度の測定が推奨されます。

　透析患者では、大腿骨頸部骨折が健常者に比較して多いことが知られていますが[2]、骨密度を測定することでそのような骨折を予見できることを示す観察研究が報告されています[3]。このような研究結果を踏まえ、最近のガイドラインでは、骨粗鬆症の危険因子にかかわらず、慢性腎臓病に伴う骨・ミネラル代謝異常（chronic kidney disease-mineral and bone disorder；CKD-MBD）を有する患者で骨密度の評価が勧められています[4]。

　検査の頻度については、治療介入の内容によって経過観察に適した時期が異なりますが、非透析患者においてビスホスホネート製剤投与後の骨密度の評価は3〜5年後が推奨されています[5]。

検査結果からわかること

　二重エネルギーエックス線吸収測定法（dual-energy X-ray absorptiometry；DXA）を用いた大腿骨頸部の骨密度は、骨折リスクを示すよい指標であることが、日本の透析患者の報告で示されています[3]。ガイドラインにおいても、透析患者を含む慢性腎臓病（chronic kidney disease；CKD）患者で骨密度を測定し骨折リスクを評価することが推奨されています[4]。一方で、透析患者では、骨の変形や血管の石灰化で骨密度を実際より高く評価してしまう可能性や、骨塩量以外の骨質に依存した骨強度の低下が生じることが指摘されています。

　定量的超音波検査は、超音波の伝播速度と減衰係数から海綿骨の多い踵骨の骨量を評価する方法であり、誤差が大きいという欠点があるものの、骨粗鬆症のスクリーニングとして広く行われています[1]。

　なお、ビスホスホネート製剤やデノスマブなどの骨吸収を抑制する薬剤によって得られる骨密度の変化の大小は、必ずしも骨折抑制の効果を反映するわけではありません。治療効果の判定として骨密度を測定する際には、骨代謝マーカーなども併せて評価することが求められます[1]。

透析患者における正常値・異常値

　骨粗鬆症の診断には、DXAを用いて腰椎と大腿骨近位部の骨密度を測定することが望ましいとされています[1]。腰椎はL1〜4もしくはL2〜4の前後方向の測定の平均値、大腿骨は近位部と頸

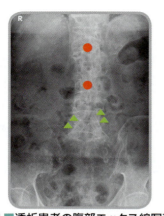

図1 ■ 透析患者の腹部エックス線写真
▲血管石灰化と●腰椎変形がみられる。

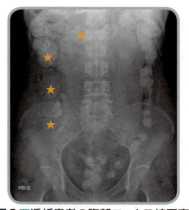

図2 ■ 透析患者の腹部エックス線写真
腸管内に残留した炭酸ランタン水和物（★）。

部の低いほうの値を採用し、若年成人平均値（young adult mean；YAM）の70％以下または－2.5SD以下を骨粗鬆症、－2.5SDより大きく－1.0SD未満を骨量減少と定義します。しかし、透析患者特有の基準値は存在しません。

　ただし、透析患者、とくに高齢者では、腰椎の変形や大動脈石灰化によって腰椎での測定が不適である場合があるため（**図1**）、そのような場合には大腿骨もしくは橈骨骨幹部（1/3遠位部）の骨密度で評価します[1, 6]。また、リン吸着薬である炭酸ランタン水和物を内服している場合に薬が腸管内に残留していると（**図2**）、骨密度を適切に測定できない可能性があるため注意が必要です。

異常値の原因・対処法

　骨密度が低値を示す原因として加齢や閉経がありますが、低栄養や運動不足、飲酒、喫煙もリスクとして挙げられます。ネフローゼ症候群や血管炎、膠原病を原疾患として腎機能低下を来した場合などには、ステロイドの長期内服も骨粗鬆症の原因となります。透析患者では、CKD-MBDが骨代謝に影響を及ぼし、リン、カルシウム、副甲状腺ホルモン（parathyroid hormone；PTH）、ビタミンDの管理が重要となります。二次性副甲状腺機能亢進症に対する副甲状腺摘除術[7]やシナカルセト塩酸塩の投与[8]も、異常な骨代謝回転を是正し、骨密度を改善することが報告されています。

　一般に骨粗鬆症の治療として用いられる薬剤の多くは、透析患者では慎重投与もしくは禁忌となっています（**表**）。メタ解析において[9]、ビスホスホネート製剤はCKD患者においても骨密度の改善が期待できるものの骨折を有意に減らすというエビデンスに乏しく、ラロキシフェン塩酸塩は骨折を減らすことが示されているもののCKD患者の骨密度改善については十分なエビデンスがありません。デノスマブやテリパラチド／テリパラチド酢酸塩は、骨密度の改善および骨折の

表 ■ 日本で使用可能な骨粗鬆症治療薬

分類	一般名	おもな商品名	透析患者での使用	骨密度に対する有効性
ビスホスホネート製剤	アレンドロン酸ナトリウム水和物	ボナロン®、フォサマック®	慎重投与	A
	イバンドロン酸ナトリウム水和物	ボンビバ®	慎重投与	A
	エチドロン酸二ナトリウム	ダイドロネル®	禁忌	A
	ミノドロン酸水和物	ボノテオ®、リカルボン®	慎重投与	A
	リセドロン酸ナトリウム水和物	ベネット®、アクトネル®	禁忌	A
抗RANKLモノクローナル抗体	デノスマブ	プラリア®	慎重投与	A
SERMs	ラロキシフェン塩酸塩	エビスタ®	慎重投与	A
PTH製剤	テリパラチド酢酸塩	テリボン®	慎重投与	A
	テリパラチド	フォルテオ®	慎重投与	A
ビタミンK₂製剤	メナテトレノン	グラケー®		B
活性型ビタミンD₃製剤	アルファカルシドール	アルファロール®		B
	カルシトリオール	ロカルトロール®		B
	エルデカルシトール	エディロール®		A

RANKL：receptor activator of nuclear factor-kappa B ligand
SERMs：選択的エストロゲン受容体モジュレーター（selective estrogen receptor modulators）

減少に有効性が示されることが期待されています。

　なお、骨吸収を抑制するビスホスホネート製剤は、透析患者では腎からの排泄がないことで、より多くの薬剤が骨に蓄積して骨代謝回転を低下させ、骨軟化症や無形成骨を助長することが危惧されます。CKD患者の骨の状態を知り適切な治療を選択するために、骨生検を行うことがガイドラインでも推奨されていますが、実臨床で行われることは限られており、ほとんどの場合は骨代謝マーカーが参考にされています[10]。

患者に伝えたい日常管理のポイント

　禁煙やアルコール摂取を減らすこと、適切な運動を行うことも、骨密度を維持し、骨折を減らすために必要です[1, 5]。一方で、透析を要するほどに腎機能が低下している場合、骨粗鬆症の薬剤のほとんどは安全性や有効性が確立していません。CKD-MBDの治療薬や食事管理によって、リンやカルシウム、PTHを管理目標値に保つことで、骨の状態を良好に維持して骨折を減らす効果が期待されます。

　血清リン値を適正に保つうえで、十分なたんぱく質を摂取することは、筋骨格系の機能を維持

し長生きするためにも必要不可欠であり、十分な透析を受けてリン吸着薬を適切に使用し、正しい栄養管理を学ぶことが求められます。

　骨密度低下によって危惧されるのは、骨折を起こしてADLが低下することであり、転倒を起こさないための対策も求められます。大腿骨転子部に衝撃吸収パッドを用いたヒップ・プロテクターも骨折を減らすために有効であるとされており、転倒のリスクがあり骨密度も低下している場合には使用が勧められます。

おさらい 検査&検査値理解のポイント

- 骨密度は、透析患者の骨折リスクを示す指標の一つです。
- 腰椎変形や大動脈石灰化がある場合には、腰椎より大腿骨近位部や橈骨骨幹部の骨密度を評価します。
- 骨粗鬆症の治療薬は、透析患者で慎重投与や禁忌となっている薬剤も多いため注意が必要です。

◆引用・参考文献◆

1) 骨粗鬆症の予防と治療ガイドライン作成委員会編. 骨粗鬆症の予防と治療ガイドライン2015年版. 東京, ライフサイエンス出版, 2015, 208p.
2) Wakasugi, M. et al. Increased risk of hip fracture among Japanese hemodialysis patients. J. Bone Miner. Metab. 31 (3), 2013, 315-21.
3) Iimori, S. et al. Diagnostic usefulness of bone mineral density and biochemical markers of bone turnover in predicting fracture in CKD stage 5D patients--a single-center cohort study. Nephrol. Dial. Transplant. 27 (1), 2012, 345-51.
4) Kidney Disease：Improving Global Outcomes (KDIGO) CKD-MBD Update Work Group. KDIGO 2017 Clinical Practice Guideline Update for the Diagnosis, Evaluation, Prevention, and Treatment of Chronic Kidney Disease-Mineral and Bone Disorder (CKD-MBD). Kidney Int. 7 (1), 2017, 1-59.
5) Compston, J. et al. UK clinical guideline for the prevention and treatment of osteoporosis. Arch. Osteoporos. 12 (1), 2017, 43.
6) Pimentel, A. et al. Fractures in patients with CKD-diagnosis, treatment, and prevention：a review by members of the European Calcified Tissue Society and the European Renal Association of Nephrology Dialysis and Transplantation. Kidney Int. 92 (6), 2017, 1343-55.
7) Lu, KC. et al. Bone turnover markers predict changes in bone mineral density after parathyroidectomy in patients with renal hyperparathyroidism. Clin. Endocrinol. (Oxf). 76 (5), 2012, 634-42.
8) El-Shafey, EM. et al. Cinacalcet hydrochloride therapy for secondary hyperparathyroidism in hemodialysis patients. Ther. Apher. Dial. 15 (6), 2011, 547-55.
9) Wilson, LM. et al. Benefits and Harms of Osteoporosis Medications in Patients With Chronic Kidney Disease：A Systematic Review and Meta-analysis. Ann. Intern. Med. 166 (9), 2017, 649-58.
10) Sprague, SM. et al. Diagnostic Accuracy of Bone Turnover Markers and Bone Histology in Patients With CKD Treated by Dialysis. Am. J. Kidney Dis. 67 (4), 2016, 559-66.

福岡赤十字病院腎臓内科　　　　　　　　　　　　　　　　　　　同部長
中井 健太郎（なかい・けんたろう）　　　　**満生 浩司**（みついき・こうじ）

第2章 理学的検査

14 腎がんスクリーニング

何がわかる？

無症状で発生する透析腎がんを、早期に検出することができます。超音波検査は、検査による負担がもっとも少ない方法です。コンピュータ断層撮影（CT）は、超音波検査よりも画像所見の再現性が高く、正確な比較が可能であり、腎臓以外の内臓の情報も同時に得られます。

✓ 検査頻度

超音波検査は半年〜1年に1回が推奨されます。CTは、検査による影響として微量の放射線被曝があるため、1年に1回が望ましいです。定期的な画像検査を比較・追跡することで変化が検出でき、腎がんの診断に至る場合もあります。

✓ 注意点

- 血液検査や生理学的検査では、腎がんの早期検出は困難です。
- 7cmを超える大きな腎がんにならなければ自覚症状は出ないことが多く、検診が必須です。
- 後天性嚢胞性腎疾患（ACDK）を合併している場合は、良性嚢胞と腎がんの区別がむずかしくなります。

基準値・目標値

ACDKが認められない場合では、萎縮していく腎臓に腫瘍がないこと

検査の目的・頻度

　透析患者では無症状のうちに腎がんが発生する危険性が高くなるため、スクリーニングとして超音波検査やコンピュータ断層撮影（computed tomography；CT）を行います。超音波検査は検査による負担がもっとも少なく、半年～1年に1回の実施が推奨されます。一方CTは、微量の放射線被曝があるため、年1回の実施が望ましいです。

検査結果からわかること

　萎縮していく腎臓が、細胞の荒廃とともに囊胞（体液の袋）を発生し、その数が増えていく状態を後天性囊胞性腎疾患（acquired cystic disease of the kidney；ACDK）といい、別名「多囊胞化萎縮腎」と呼びます。ACDKでは、囊胞内出血や感染、カルシウムの沈着や腎結石の合併などで囊胞の形状が変化するため、腎がんとの判別がむずかしくなります。このような場合には、良性か悪性かを判別するために造影剤を使用した超音波検査やCTを行い、腎がんに特徴的な腫瘍血管が発達しているかどうかを調べる必要があります。ただし、ACDKの一部に発生した初期の腎がんは、超音波検査や造影CTでもわかりにくく、多くの囊胞があると検出が困難です。大きくなったACDKを摘出してはじめて、病理検査で一部の囊胞に腎がんが検出されることもあります。また、核磁気共鳴画像法（magnetic resonance imaging；MRI）や陽電子放射断層撮影（positron emission tomography；PET）などの他の検査手段や画像検査を経時的に追跡し、ACDKに形態上の変化がないかどうかを確認する必要があります。

　画像検査で腫瘍が疑われ、急速に大きくなる場合、生検を行うことも可能ですが、生検ではがん細胞の播種の危険性や、採取できる細胞が少ないために正しい病理診断につながらない可能性があります。透析後、無尿になっていれば、腎臓全体を摘出しても腎機能に与える影響は少ないため、生検や部分切除（腫瘍の部分だけを摘出する手術）は行わず、診断と治療を兼ねて腎摘出術が行われます。

透析患者における正常・異常

　ACDKが認められない場合は、萎縮していく腎臓に腫瘍がないことが正常所見になります。ACDKの場合は、前述のように正常と異常の判別がむずかしくなります。ACDKの画像所見は多彩で、1リットルを超える巨大な囊胞化を起こす場合もあり、一定の異常を定義することは困難です。定期的な画像診断をしっかり行い、確実な診断に努める必要があります。実際のCT画像を図1～4に示します。

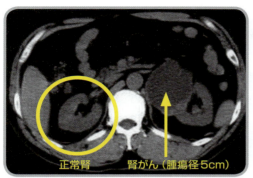

図1 ■ 正常腎に発生した腎がん

正常左腎に腫瘍径5cmのがんが発生している。

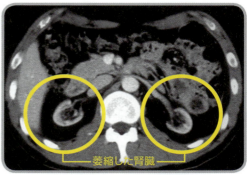

図2 ■ 透析中の萎縮した腎臓の造影CT

透析がはじまると、腎臓は血流低下により萎縮し、サイズが小さくなる。腹膜透析では腎機能が温存される分、血液透析に比較して初期の萎縮は軽いものの、透析期間が長期になればなるほどACDKの頻度が高くなる[1]。

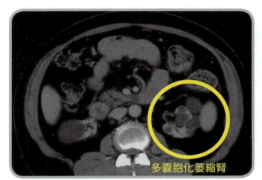

図3 ■ ACDKで嚢胞が多発し萎縮腎となった所見

腎臓に多数の嚢胞が発生している。このような状態になると、嚢胞の一部に腎がんが発生しても、画像上はわかりにくくなる。

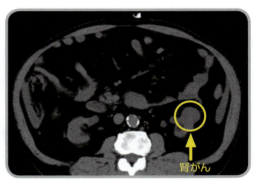

図4 ■ 透析中に発見された腎がん

腎臓の一部に径2cmの腎がんが検出された。

異常の原因・症状・対処法

　機能が低下した腎組織は、萎縮の過程で炎症や細胞の荒廃が進むため、がん化しやすくなります。腎機能が正常の場合と比較して、腎がんの発生率は10倍以上に増加するとされています[1,2]。通常の腎がんでもっとも頻度の高い病理組織型は淡明細胞型腎細胞がんですが、透析腎がんと呼ばれる、透析患者に特有な腎がんでは、乳頭状腎細胞がんや紡錘細胞型腎がんなど、淡明細胞型以外の病理組織型の頻度が高くなります[1]。

　ACDKの頻度は透析期間が長くなるほど高くなり、腎移植後はACDKが進行しなくなるため、尿毒症がACDKの成因に関係していると考えられています[1]。一般的に、腎機能が悪化するにつれて各臓器の悪性腫瘍の発生頻度は高くなっていき、透析開始前後がもっとも高く、透析開始後

にピークを過ぎて頻度が低下していきます。この原因はわかっていませんが、腎機能が悪化していくことで何らかの発がん因子が増加し、それが透析により除去されていく機序が想像されています[2]。

　発がん因子には、年齢や糖尿病、メタボリック症候群などとともに、尿毒症による過酸化物質の蓄積や慢性炎症、遺伝子の異常出現が関与していると考えられています。長期透析患者では腎臓の荒廃・変性が長期間にわたり、ACDKを発生しやすくなり、腎組織の発がんの危険性が高くなります。長期透析でACDKを呈した場合、一般的に高齢男性に多い腎がんは、若年男性で頻度が上がるとされています[1]。

　大きくなった腎がんの代表的な症状は発熱・痛み・血尿で、腎がんの三徴といわれます。症状が出てくるときには腫瘍の大きさは7cm以上になっていることが多く、ほかの臓器に転移している可能性が高くなります。おもな好発転移臓器は、肺、リンパ節、骨、軟部組織ですが、時には筋肉や皮膚など、身体のあらゆる部分に転移を起こす可能性があります。したがって、症状が出ないうちに画像検査で発見し、転移がないかどうかを調べて、腎摘出術を行うことが理想的な治療になります。転移がある場合は、手術のほかに腎がん治療薬による治療を組み合わせます。転移性・進行性腎細胞がんの治療薬は近年、従来のサイトカイン治療薬に加えて分子標的薬や免疫チェックポイント阻害薬などが使われるようになり、透析患者に対する治療も行われています。

患者に伝えたい日常管理のポイント

　定期的に腎臓を含めた内臓の画像検査を受けることが必要です。その結果、ACDKが認められた場合は、画像検査所見の推移をみて監視を強化すべきです。透析後の生存率改善に伴って透析が長期化する症例が多く、そのような症例ではACDKの進行が考えられるため、腎がんのスクリーニングは重要な定期検査の一つになります。

　透析腎がんは、定期的な検査が行われていれば、非透析症例と比較して早期に発見されることが多く、進行がんになる頻度は低いとされています。したがって、日常から患者に検査の重要性をきちんと説明しておくことが望まれます。

おさらい 検査&検査値理解のポイント

- 早期に腎がんを発見するために、定期的な画像検査（超音波検査、CTスキャン）が推奨されます。
- ACDKの頻度は透析期間とともに高くなり、多発する囊胞で腎臓が増大する場合もあります。
- 長期透析、若年男性、ACDKありが透析腎がんのリスク因子です。

◆ 引用・参考文献 ◆

1) 石川勲. 透析患者と腎癌：第59回日本透析医学会教育講演より. 日本透析医学会雑誌. 47(10), 2014, 589-98.
2) 森田研. 免疫療法―がんと移植―移植免疫と二次発がん. 腎臓内科・泌尿器科. 3(3), 2016, 258-63.

市立釧路総合病院泌尿器科統括診療部長
森田 研（もりた・けん）

第2章 理学的検査

15 フレイル

何がわかる？

フレイルとは加齢に伴って身体的予備力の低下した状態で、健康と要支援・要介護の中間にある状態です。Cardiovascular Health Study（CHS）基準を日本人用に改訂したJ-CHS基準を用いることで、フレイルの有無や程度がわかります。

✓ 検査頻度

とくに決まりはありませんが、1〜3ヵ月に1回はJ-CHS基準を用いて評価することが望ましいです。

✓ 注意点

フレイルの身体的な側面に注目が集まりがちですが、フレイルには、身体的フレイル、精神心理的フレイル、社会的フレイルの大きく3つがあり、それぞれが相互に影響し合っています。

基準値・目標値

J-CHS基準の3項目以上に該当すればフレイル、1〜2項目に該当すればプレフレイル

フレイルとは

　もともと欧米で使用されていた「frailty（フレイルティ）」という用語を、日本老年医学会の提唱によりわが国では「フレイル」と呼ぶこととなりました。2014年の日本老年医学会からのステートメントでは、フレイルとは「高齢期に生理的予備能が低下することでストレスに対する脆弱性が亢進し、生活機能障害、要介護状態、死亡などの転帰に陥りやすい状態」とされています。

　高齢者は多くの場合、日常生活に支障のない状態から要介護状態へ移行する際、フレイルという中間の過程を経ると考えられています。フレイルは、筋力低下などの身体的問題だけではなく、認知症やうつなどの精神・心理的問題、さらには独居や経済的困難などの社会的問題も含む概念です。最近では、オーラル（口腔）フレイルという概念も広がりつつあります。

　フレイルは要介護状態へ移行しやすい一方で、適切な介入により再び日常生活に支障のない状態へ戻ることが可能であると考えられています。そのため、日常臨床のなかで早期に発見することが重要であり、1～3ヵ月に1回はフレイルの有無・程度を評価することが望ましいと考えられます。

フレイルのリスク

　フレイルでは、転倒や施設入所、入院などのリスクが高くなるだけでなく、要介護状態になりやすく、生命予後も不良となります。高齢者の46.9％はプレフレイル、9.6％はフレイルと診断され、2年間で新たに介護保険申請が必要となるリスクは、非フレイルの高齢者と比較すると、プレフレイルでは2.5倍、フレイルでは4.7倍高くなることが報告されています[1]。

フレイルの診断基準と透析患者でのフレイルの割合

　フレイルに対する評価法は世界的に統一されていませんが、もっとも広く用いられているのはCardiovascular Health Study（CHS）から提唱された基準です。CHS基準は、①体重減少、②倦怠感、③活動量低下、④虚弱（握力低下）、⑤緩慢さ（歩行速度低下）の5項目からなり、3項目以上に該当すればフレイル、1～2項目に該当すればプレフレイルと診断されます[2]。現在、日本人向けにCHSの基準を改訂したJ-CHS基準（表）[3]があります。

　透析患者であっても非透析患者であっても、フレイルの診断基準は変わりません。わが国の新規透析導入患者は平均年齢69.4歳で、65歳以上が約6割、75歳以上が約3割を占めています[4]。慢性腎臓病（chronic kidney disease；CKD）とフレイルは相互に悪影響を及ぼすため、超高齢社会を迎えたわが国において、今後フレイルを合併した予後不良の透析患者は間違いなく増加すると考えられます。さらに透析患者では、終末糖化産物（advanced glycation end products；AGEs）

表 ■ 日本人高齢者におけるフレイル評価基準（J-CHS基準）（文献3より作成）

体重減少	「6ヵ月間で2〜3kg以上の（意図しない）体重減少がありましたか？」に「はい」と回答した場合
倦怠感	「（ここ2週間）わけもなく疲れたような感じがする」に「はい」と回答した場合
活動量	「軽い運動・体操（農作業も含む）を1週間に何日くらいしていますか？」および「定期的な運動・スポーツ（農作業を含む）を1週間に何日くらいしていますか？」の2つの問いのいずれにも「運動・体操はしていない」と回答した場合
握　力	利き手の測定で男性26kg未満、女性18kg未満の場合
通常歩行速度	（測定区間の前後に1mの助走路を設け、測定区間5mの時間を計測する）1m/秒未満の場合

1項目でも満たせばプレフレイル、3項目以上はフレイルと診断

の蓄積や慢性炎症、酸化ストレス、インスリン抵抗性、慢性腎臓病に伴う骨・ミネラル代謝異常（CKD-mineral and bone disorder；CKD-MBD）などのために早期老化がみられることが知られているため、健常者よりもフレイルを合併しやすいと考えられます。McAdams-DeMarcoらの報告では、一般高齢者のフレイルの頻度は7％ですが、維持血液透析患者では41.8％にものぼり、さらに65歳以上の透析患者では50％でした。さらに、フレイルがあると入院リスクが1.43倍に、死亡リスクが2.6倍になることも報告されています[5]。

フレイルの原因・症状・対処法

　加齢に伴い、食事摂取量の低下や活動量の低下が起こりやすく、その結果として筋肉量の減少や筋力の低下を伴うようになります。ここに腎不全が加わると、尿毒症物質の蓄積、代謝・内分泌系の異常、慢性炎症などによりフレイルになりやすくなります。フレイルのもっとも大きな原因はサルコペニアであり、身体的フレイルの主要な因子です。さらに認知機能の低下や意欲・判断力の低下、抑うつなどの精神心理的フレイル、社会交流の減少、貧困といった社会的フレイル、さらに、歯周病やう歯などの口腔トラブルによるオーラル（口腔）フレイルなどが複雑に絡み合い、悪循環を形成しながらフレイルが進行し、何らかのきっかけで要介護状態に至ると考えられます。

　フレイルに対して、有効性・安全性の確立された薬剤はなく、したがって食事療法および運動療法が中心となります。具体的には、適切なたんぱく質および分岐鎖アミノ酸（branched chain amino acids；BCAA）の摂取、加えてレジスタンス運動と有酸素運動の併用です。ただし、0.9〜1.2g/kg/dayのたんぱく質摂取量が推奨されているものの、明確なエビデンスはなく、またBCAAについても至適摂取量が示されているわけではありません。レジスタンス運動は、筋蛋白質の合成を促す経路を活性化して筋蛋白質合成を促進したり、慢性炎症を軽減したりすることが知られています。一方で、有酸素運動は、内臓脂肪を減少させ、炎症性サイトカインの発生を抑制することで、筋蛋白質の分解経路の活性化も抑制することが知られています。そのため、レジスタン

ス運動と有酸素性運動を併用することが理想的です。筋蛋白質合成の最大の刺激因子は運動であり、十分なたんぱく質摂取に加えて運動を行うことがフレイル対策に重要なことはあきらかですが、食事療法と同様、どの程度の運動を行えばよいのかということはあきらかにされていません。さらに、精神心理的フレイルや社会的フレイルに対しては有効な介入方法が示されていないのが現状です。

患者に伝えたい日常管理のポイント

何よりも重要なことは、透析を行っているとフレイルになりやすいという認識をもつことです。フレイルの診断基準項目に当てはまるような事象があった場合には、要介護状態へ向かわないためにも、積極的な食事療法・運動療法の実施を心がける必要があります。

おさらい 検査&検査値理解のポイント

- フレイルは、統一された基準のない概念ですが、可逆性の病態と考えられているため、早期発見、早期介入が何よりも重要です。
- 加齢に伴いフレイルになりやすくなりますが、透析患者では早期老化がみられることが知られているため、健常者よりもフレイルを合併しやすいと考えられます。

◆ 引用・参考文献 ◆

1) Makizako, H. et al. Impact of physical frailty on disability in community-dwelling older adults: a prospective cohort study. BMJ Open. 5 (9), 2015, e008462.
2) Fried, LP. et al. Frailty in older adults: evidence for a phenotype. J. Gerontol. A. Biol. Sci. Med. Sci. 56 (3), 2001, M146-56.
3) 長寿医療研究開発費平成26年度総括報告書. フレイルの進行に関わる要因に関する研究 (25-11). 2014, 15p, (http://www.ncgg.go.jp/ncgg-kenkyu/documents/25-11.pdf).
4) 日本透析医学会統計調査委員会. 図説 わが国の慢性透析療法の現況 (2016年12月31日現在). 東京, 日本透析医学会, 2017, 53p.
5) McAdams-DeMarco, MA. et al. Frailty as a novel predictor of mortality and hospitalization in individuals of all ages undergoing hemodialysis. J. Am. Geriatr. Soc. 61 (6), 2013, 896-901.

徳島大学大学院医歯薬学研究部疾患治療栄養学分野教授／徳島大学病院栄養部部長
濱田 康弘（はまだ・やすひろ）

徳島大学大学院医歯薬学研究部疾患治療栄養学分野／徳島大学病院栄養部
井上 愛莉沙（いのうえ・ありさ）

第2章 理学的検査

16 サルコペニア

何がわかる？
サルコペニアとは、全身の筋肉量減少や筋力低下を認める症候群のことで、日常生活動作や生活の質に大きく影響を与えます。歩行速度や握力、筋肉量を測定することで、サルコペニアの合併の有無がわかります。

✓ 検査頻度
スクリーニングは年に2回程度実施します。介入開始後は、2ヵ月に1回程度評価を行います。

✓ 注意点
65歳以上の患者や、最近歩行が困難になった、転倒しやすくなった、力が入りづらくなったなどの症状を自覚するようになった患者では、専門の医療機関に相談する必要があります。

基準値・目標値

以下の場合はサルコペニアと診断する
歩行速度：0.8m/秒未満
握力：男性26kg未満、女性18kg未満
筋肉量：男性7.0kg/m^{2}未満（DXA法）
　　　　女性5.4kg/m^{2}未満（DXA法）

サルコペニアとは

　わが国は2007年に世界に先駆けて超高齢社会を迎えて以来、医療の世界では単なる「平均寿命」の延伸ではなく、「健康寿命」の延伸という概念が浸透してきました。近年の研究によれば、加齢や疾患に伴う筋肉量の減少や筋力の低下によって、その人の日常生活動作（activities of daily living；ADL）や生活の質（quality of life；QOL）が低下し、健康寿命に大きな影響を与えることがあきらかになりつつあります。こうした背景のなかでサルコペニアという概念が生まれ、普及するようになりました。

　サルコペニアとは、ギリシャ語のsarco（肉）とpenia（減少）を組み合わせた造語で、「進行性および全身性の筋肉量の減少や筋力の低下を特徴とする症候群」と定義されます。加齢によるものを一次性サルコペニア、種々の疾患や栄養不良、身体活動の低下など何らかの原因によるものを二次性サルコペニアといいます。

　サルコペニアを発症すると、転倒や骨折から寝たきりになりやすくなります。その結果、さらに全身の筋肉量減少や筋力低下を来すという悪循環が生まれ、最終的には死亡などの重篤な転帰のリスクとなることがわかっています。

　現在、日本人高齢者でのサルコペニアの有病者数は、男性で約132万人、女性で約139万人と推測されています[1]。サルコペニアを予防することで、QOLやADLの低下を防ぎ、患者の長期的予後の改善につながります。

透析患者とサルコペニア

　透析患者では加齢による一次性サルコペニアに加え、さまざまな病態によって二次性サルコペニアを発症するリスクが高いとされています。

　たとえば、透析では人体に有害な尿毒症物質を除去するのと同時に、筋肉量の維持に不可欠な蛋白質やアミノ酸の喪失も生じてしまいます。また、透析時にはベッドで安静にしていなければならず、その間の身体活動も制限されます。透析後に倦怠感やふらつきがあれば、自宅での食事量や運動量も減少するでしょう。そのほかにも原疾患に伴う合併症や慢性炎症など、種々の要因が複雑に影響し合い、筋肉量が減少しやすい状態となります[2]。

サルコペニアの検査・診断

　サルコペニアの診断には、身体活動、筋力、筋肉量の3点を確認します（図）。まず、日常生活でもっとも基本的かつ重要な動作の一つとして、歩行の検査を行います。歩行の検査では、通常の速度でおよそ5〜10m程度の距離を歩行してもらい、歩行速度を算出します。歩行速度が0.8m/

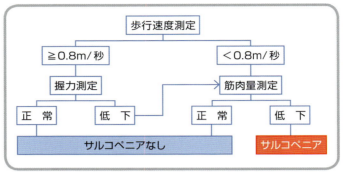

図 ■ サルコペニア診断のアルゴリズム（文献3より改変）

秒未満もしくは歩行困難な場合、さらには歩行速度測定で問題がなかった患者でも握力測定で筋力の評価を行い、男性で26kg未満、女性で18kg未満の場合は、次に筋肉量の測定を行います。筋肉量測定の標準的な方法として、エックス線を利用した二重エネルギーエックス線吸収測定法（dual-energy X-ray absorptiometry；DXA）と呼ばれる方法が推奨されており、男性で7.0kg/m^{2}未満、女性で5.4kg/m^{2}未満の場合、サルコペニアと診断します。

サルコペニアの予防

サルコペニアの予防のためには、①適度な運動と、②筋肉のもととなるたんぱく質やアミノ酸の摂取により良好な栄養状態を保つことの2つが必要となります。この二本柱はどちらか一方が欠けてもいけません。

1. 運動療法

透析患者は週3回、透析治療を受けるため、意識しないと定期的な運動時間を確保することはなかなかできません。サルコペニアの予防として、すこし息が切れる程度の有酸素運動（歩行、自転車運動、水泳など）を30分〜1時間、週5回以上行うことが推奨されますが、まずは可能な範囲で週1〜2回から運動をはじめることでも十分効果が期待できます。また、歩行がむずかしい患者では、自分の体重やゴムチューブなどで負荷をかけて行うレジスタンス運動や、いすに座ったままストレッチを行ったり足を挙上させたりする運動も筋力低下の予防効果があります。

場合によっては、週3回の通院の機会を利用して、透析中に運動療法を行っている透析施設もあります。また、自宅での食事の支度や洗濯、簡単な掃除などの家事も、運動時間として考えることができます。運動療法は患者の健康状態によって適した運動の種類や強度が異なるため、主治医に相談するのがよいでしょう。

2. 食事療法

透析患者は、透析導入前に厳格なたんぱく質制限を行っていたことから、透析導入後もたんぱ

く質を制限した食事を摂取しているケースが多いです。しかし、前述したとおり、透析導入後はたんぱく質不足になりがちなため、食事による十分なたんぱく質の摂取が必要となります。具体的には、0.9～1.2g/kg/day程度[4]の摂取が推奨されています。また、1日の摂取量が足りていても、1食当たりの摂取量が不足した場合には、やはりサルコペニアのリスクが高くなることが指摘されています[5]。さらに、十分な量のアミノ酸やエネルギーも必要であり、1日3食、バランスのとれた食事を心がけることが重要です。

透析患者の正しい食事内容について不安のある場合は、管理栄養士に相談しましょう。

●おさらい 検査&検査値理解のポイント

- 透析患者は二次性サルコペニアを発症しやすく、予防が非常に重要です。
- サルコペニアの予防には、適度な運動と栄養バランスのとれた食事を三食きちんととることが効果的です。
- 栄養面では、とくに不足しがちなたんぱく質をしっかり摂取する必要があります。

◆引用・参考文献◆

1) 幸篤武ほか. サルコペニアの疫学Ⅱ. 最新医学. 70 (1), 2015, 37-43.
2) 自見加奈子ほか. 透析患者におけるフレイルの意義. モダンフィジシャン. 38 (5), 2018, 568-70.
3) Cruz-Jentoft, AJ. et al. Sarcopenia：European consensus on definition and diagnosis：Report of the European Working Group on Sarcopenia in Older People. Age Ageing. 39 (4) . 2010, 412-23.
4) 日本腎臓学会. 慢性腎臓病に対する食事療法基準. 2014年版. 東京, 東京医学社, 2014, 48p.
5) Moore, DR. et al. Protein ingestion to stimulate myofibrillar protein synthesis requires greater relative protein intakes in healthy older versus younger men. J. Gerontol. A. Biol. Sci. Med. Sci. 70 (1) , 2015, 57-62.

東京医科大学腎臓内科学分野　　　　　　　　　　　同主任教授
和田 貴彦（わだ・たかひこ）　　　　　**菅野 義彦**（かんの・よしひこ）

> 第2章
> 理学的検査

17 バーセル指数／チャールソン併存疾患指数

何がわかる？

バーセル指数（BI）では、日常生活動作（ADL）を簡便に評価できます。一方、チャールソン併存疾患指数（CCI）では、保有する併存疾患の有無を総合して、患者の死亡リスクの高さを大ざっぱに推定することができます。

✓ 検査頻度

とくに推奨される頻度はありません。透析導入時や、透析導入後3年、5年経過時などに実施します。

✓ 注意点

BIでは細かいADLの変化をとらえることは困難です。また、CCIは30年も前の米国の診断・治療成績を背景としており、現在の医療水準とはずれがあります。

基準値・目標値 ⋯▶

BI：100点満点中、高いほどよい
CCI：リスクは0点でlow、1～2点でmedium
　　　3～4点でhigh、5点以上でvery high

検査の目的

　バーセル指数（Barthel index；BI）は、生化学検査や生体計測、画像検査とは異なる視点から全身的活動度を評価するものです。長期的視野での判断・評価に有益です。一方、チャールソン併存疾患指数（Charlson comorbidity index；CCI）は、併存疾患に死亡に関与する重みを加味し、死亡リスクを大まかに推定するものです[1,2]（**表1**）。

表1 ■ **チャールソン併存疾患指数**（文献2より改変）

併存疾患があれば○をつける

1.	心筋梗塞	0	1
2.	うっ血性心不全（労作時呼吸困難、夜間呼吸苦、薬物療法に反応した例）	0	1
3.	末梢血管疾患（間歇性跛行、バイパス術後、壊疽、未治療の胸腹部大動脈瘤〈6cm以上〉を含む）	0	1
4.	脳血管障害（後遺症のほぼない脳血管障害既往、一過性脳虚血発作）	0	1
5.	認知症	0	1
6.	慢性肺疾患（軽労作で呼吸困難を生じるもの）	0	1
7.	膠原病（全身性エリテマトーデス、多発筋炎、混合性結合組織病、リウマチ性多発筋痛症、中等度以上の関節リウマチ）	0	1
8.	消化性潰瘍	0	1
9.	軽度肝疾患（門脈圧亢進を伴わない軽度の肝硬変、慢性肝炎）	0	1
10.	糖尿病（三大合併症なし、食事療法のみは除く）	0	1
11.	片麻痺（対麻痺も含む。脳血管障害に起因していなくても可）	0	2
12.	中等度－高度腎機能障害（クレアチニン≧3mg/dL、透析中、腎移植後、尿毒症）	0	2
13.	糖尿病（三大合併症のいずれかあり、糖尿病性ケトアシドーシスや糖尿病性昏睡での入院歴）	0	2
14.	固形癌（過去5年間にあきらかに転移なし）	0	2
15.	白血病（急性、慢性、真性赤血球増加症）	0	2
16.	リンパ腫（リンパ肉腫、マクログロブリン血症、骨髄腫含む）	0	2
17.	中等度－高度肝機能障害（門脈圧亢進を伴う肝硬変）	0	3
18.	転移性固形癌	0	6
19.	後天性免疫不全症候群（acquired immunodeficiency syndrome；AIDS）	0	6

各併存疾患に対するスコアは、左側が併存疾患なしの場合のスコア、右側が併存疾患ありの場合のスコア

Low：0
Medium：1～2
High：3～4
Very high：≧5

合計

検査結果からわかること

1. バーセル指数（BI）

　BIでは、10項目の基本的生活動作の活動度を総合的に評価できます[3, 4]（**表2**）。各項目に0〜10または15点を配点し、「できる日常生活動作（activities of daily living；ADL）」を評価します。移乗や歩行の項目での評価点が高くなっています。しかし、単に総合点で示された場合には障害の詳細はわかりません。また、BIが100点であった場合も、認知能力の項目が含まれていないため、必ずしも独居が可能であるとは即断できません。

　このようなBIの欠点を補う評価法として、最近では機能的自立度評価法（functional independence measure；FIM）が普及しつつあります[5]。これは13の運動項目と5の認知項目の計18項目を対象として評価するものです[5]。すべての項目について、「実際にしているADL」を完全自立（7点）から全介助（1点）までの7段階で評価します[5, 6]。

2. チャールソン併存疾患指数（CCI）

　CCIでは、各併存疾患に対して0〜6点が配点され、総合点で死亡リスクを推定します。「後天性免疫不全症候群（acquired immunodeficiency syndrome；AIDS）の合併あり」だけでも6点（死亡リスクはvery high）ですが、現在のAIDSの治療成績は格段に改善されており、実情を反映しているとはいいがたいです。また、単に「透析あり」だけで2点、腎症を有する「糖尿病あり」で2点であり、糖尿病性腎症の透析例では4点（死亡リスクはhigh）となります。年間粗死亡率がわが国のおおよそ2.5倍である米国のデータでの重みづけを加味した死亡リスクは、わが国の透析治療の実情と乖離しています。

透析患者における正常値・異常値

1. バーセル指数（BI）

　BIでは100点が満点で、正常値・目標値はありません。筆者が経験した透析例で「排尿コントロール」の項目を除外した9項目（満点＝90点）を検討したところ、要介助例で50〜31点、高度の要介助例で30〜11点、全介助例で10点以下でした[6]。つまり、自力で通院透析が可能なレベルは、排尿を除外して少なくとも50点以上が必要といえるかもしれません。

2. 機能的自立度評価法（FIM）

　FIMでは最高点は126点ですが、各項目で介助不要・見守りが必要なレベル（各5点）を想定すれば90点となります。この場合も「排尿コントロール」の項目への配慮が問題となります。

3. チャールソン併存疾患指数（CCI）

　CCIでは、0点でリスクlow、1〜2点でmedium、3〜4点でhigh、5点以上でvery highと評価しますが、少ない点数であるほどよいです。当然ながら基準値・目標値はありません。

表2 ■ バーセル指数 (文献3、4より作成)

設問	質問内容	回答	得点
1	食事 ・自立、自助具などの装着可、標準的時間内に食べ終える ・部分介助（たとえば、おかずを切って細かくしてもらう） ・全介助	10 5 0	
2	車いすからベッドへの移動 ・自立、ブレーキ、フットレストの操作も含む（非行自立も含む） ・軽度の部分介助または監視を要する ・座ることは可能であるがほぼ全介助 ・全介助または不可能	15 10 5 0	
3	整容 ・自立（洗面、整髪、歯磨き、ひげ剃り） ・部分介助または不可能	5 0	
4	トイレ動作 ・自立、衣服の操作、後始末を含む、ポータブル便器などを使用している場合はその洗浄も含む ・部分介助、体を支える、衣服、後始末に介助を要する ・全介助または不可能	10 5 0	
5	入浴 ・自立 ・部分介助または不可能	5 0	
6	歩行 ・45m以上の歩行、補装具（車いす、歩行器は除く）の使用の有無は問わない ・45m以上の介助歩行、歩行器の使用を含む ・歩行不能の場合、車いすにて45m以上の操作可能 ・上記以外	15 10 5 0	
7	階段昇降 ・自立、手すりなどの使用の有無は問わない ・介助または監視を要する ・不能	10 5 0	
8	着替え ・自立、靴、ファスナー、装具の着脱を含む ・部分介助、標準的な時間内、半分以上は自分で行える ・上記以外	10 5 0	
9	排便コントロール ・失禁なし、浣腸、坐薬の取り扱いも可能 ・時に失禁あり、浣腸、坐薬の取り扱いに介助を要する者も含む ・上記以外	10 5 0	
10	排尿コントロール ・失禁なし、収尿器の取り扱いも可能 ・時に失禁あり、収尿器の取り扱いに介助を要する者も含む ・上記以外	10 5 0	
	合計得点		/100

評価時の注意点

　BIおよびFIMでは「異常値」の設定はありませんが、透析患者では「排尿コントロール」の項目への配慮が必要です。総点数だけからは、どのような基本生活動作が障害されているかはわからないため、改めて各項目の詳細を検討する必要があります。なお、CCIの結果を患者本人に示す意義はないと思われますが、BIやFIMの詳細を患者に示す意義には賛否の両論があると思われます。

・おさらい　検査&検査値理解のポイント・

- BIではADLを簡便に評価できますが、細かいADLの変化をとらえることはできません。
- CCIでは、併存疾患の有無から患者の死亡リスクの高さを大ざっぱに推定できますが、30年前に米国で開発されたものであり、あまり現状には即していません。

◆ 引用・参考文献 ◆

1) Charlson, ME. et al. A new method of classifying prognostic comorbidity in longitudinal studies: development and validation. J. Chronic. Dis. 40 (5), 1987, 373-83.
2) "Charlson Risk Index（医療者用）". 高齢者のがんを考える会ホームページ，(http://www.chotsg.com/jogo/components/cgal/CGAL_docter3.pdf).
3) 長寿科学総合研究CGAガイドライン研究班. 高齢者総合的機能評価ガイドライン. 鳥羽研二監修. 厚生科学研究所, 2003.
4) Mahoney, FL. et al. Functional evaluation: The Barthel Index. Maryland State Med. J. 14 (2), 1965, 61-5.
5) 園田茂ほか. 日常生活活動（ADL）. 日本医師会雑誌. 112 (11), 1994, 10-3.
6) 鈴木正司. "ケアを目的としたリハビリテーション". 最新透析医学. 西沢良記編. 大阪, 医薬ジャーナル社, 2008, 548-51.

信楽園病院顧問／腎臓内科
鈴木 正司（すずき・まさし）

第2章 理学的検査

18 主観的包括的栄養評価（SGA）／高齢者栄養リスク指標（GNRI）

何がわかる？

アセスメントツールを使用して栄養状態を評価することで、栄養障害や低栄養のリスクがある患者をみつけることができます。

✓ 検査頻度

主観的包括的栄養評価（SGA）は月1～2回程度、高齢者栄養リスク指標（GNRI）は月1回程度

✓ 注意点

- SGAは主観的な評価であるため、評価者の経験が必要です。
- GNRIでは血清アルブミン値を使用するため、栄養摂取状況以外に、血清アルブミン値が低くなる疾患や炎症反応の影響を受けることがあります。一方で、炎症反応の継続自体も栄養障害の一因となる可能性があります。

基準値・目標値

SGA：明確な基準はなし
GNRI：91.2以上（91.2未満で栄養障害のリスクあり）

栄養アセスメントツールを使用する目的

　低栄養は免疫機能を低下させて感染のリスクを高め、骨格筋量の減少によるサルコペニアにもつながり、結果的に生命予後を不良にします。栄養障害は進行するほど回復が困難になるため、早期に発見して対応する必要があります。そこで、透析患者の栄養障害を把握するために、主観的包括的栄養評価（subjective global assessment of nutritional status；SGA）[1]および高齢者栄養リスク指標（geriairic nutoritinal risk index；GNRI）が用いられます。

評価結果からわかること

1. SGA
　SGAは、問診と身体計測の2つの項目から総合的に栄養状態を評価します（図1）。

1）問　診
体重の変化
　体重減少は栄養評価のなかでもっとも重要です。過去6ヵ月間と過去2週間の体重の変化を聞くことで、慢性的な変化なのか急性的な変化なのかがわかります。透析患者では体重の記録（透析記録）があるため、問診の必要はありません。

食物摂取量の変化
　食事量の低下だけでなく、食事形態の変化が栄養状態に大きく影響します。食事は粥のような不十分な固形食なのか、ポタージュや牛乳などの液体が中心なのか、ジュースやスポーツドリンクなどエネルギーの少ない飲み物が中心なのか、またはまったく食事ができていないのかなどを聞き取ります。

消化器症状
　2週間以上の消化器症状の継続は、栄養状態低下の大きなリスクとなります。

身体機能
　これまでできていたことができなくなったなど、日常生活動作（activities of daily living；ADL）の変化や低下が栄養状態や筋肉量の低下を反映していることが多くあります。日ごろの生活状況を具体的に聞き取ることが大切です。

疾病と栄養必要量
　透析患者のエネルギー必要量は30～35kcal/kg/day[2]ですが、合併症があると必要エネルギー量が増加する場合があります。

2）身体計測
　皮下脂肪・骨格筋の減少や、浮腫、腹水があると、栄養障害のリスクは高まります。ただし、栄養面以外に疾患などが原因となっている場合もあるため、注意が必要です。

```
A：病歴

1．体重の変化
    過去6ヵ月間の体重減少：_____kg、減少率_____
    過去2週間の変化：□増加    □変化なし    □減少

2．平常時と比較した食物摂取の変化
    変化なし□
    変化あり：  期間_____週_____日間
    タイプ：□不十分な固形食    □完全液体食
           □低カロリー液体食  □絶食

3．消化器症状（2週間以上継続しているもの）
    □なし    □嘔気    □嘔吐    □下痢    □食欲不振

4．身体機能
    □機能不全なし
    □機能不全あり：期間_____週_____月

5．疾患、疾患と栄養必要量の関係
    初期診断：_____
    代謝要求/ストレス：□なし    □軽度    □中等度    □高度

B：身体計測
    （各項目を次の尺度で評価する：0＝正常、1＋＝軽度、2＋＝中等度、3＋＝高度）
    皮下脂肪の減少（三頭筋、胸部）
    筋肉量の減少（大腿四頭筋、三角筋）
    踝部の浮腫_____仙骨部の浮腫_____腹水_____

C：主観的包括的アセスメント
    栄養状態良好                          □A
    中等度の栄養不良（または栄養不良の疑い）  □B
    高度の栄養不良                        □C
```

図1■主観的包括的栄養評価（SGA）

3）主観的包括的アセスメント

　問診および身体計測の結果を総合的に判断し、「栄養状態良好」、「中等度の栄養不良」、「高度の栄養不良」の評価を行います。明確な判断基準がないため評価者の経験が必要とされ、多くの患者をアセスメントして経験を積むことが大切です。患者をよく観察してよく話を聞くことに勝るアセスメントはありません。

$$\text{GNRI} = [1.489 \times 血清アルブミン値 (mg/dL)] + [(現体重 \div 理想体重)]$$

※理想体重（kg）＝身長（m²）×22。ただし、現体重（＝ドライウエイト）が理想体重より多い場合は、ドライウエイト÷理想体重＝1とする。
※血清アルブミン値は、検査方法（BCG法、BCP改良法など）により差が出ることがある。

図2 GNRIスコアの算出方法

4）malnutrition inflammation score；MIS

MISはSGAのアセスメント項目に生化学検査（総鉄結合能〈total iron binding capacity；TIBC〉）、透析歴、合併症の有無を加えたものです。各項目が点数化されており、透析患者にとってはSGAより優れたアセスメントツールであるとの報告[3]もあります。

2. GNRI

GNRIは、客観的栄養アセスメント（objective data assessment；ODA）ツールの一つです。Bouillanneらによって高齢入院患者における栄養リスクのアセスメントツールとして報告された[4]後に、Yamadaらによって透析患者用に改変[5]されています。透析患者の栄養状態を簡単に計測することができ、GNRIスコアは栄養、炎症、動脈硬化、酸化ストレスと密接な関係があるとの報告[6]があります。Bouillanneらによって報告されたGNRIはリスク別に4段階になっていますが、Yamadaらの報告はリスクの有無のみとなっています。図2の式によりGNRIスコアを算出します。

GNRIに必要な項目は、血清アルブミン値、身長、ドライウエイトのみという簡単なアセスメントであるため、単回および経続的な栄養評価に活かすことができます。

GNRIスコアが91.2未満が「リスクあり」となっていますが、80以下、70以下を色分けすることで経過がわかりやすくなります（表）。漫然と数値をみるだけではなく、スコアが低下または改善した原因などについてコメントを記入することで、情報共有にもつながります。

長期透析患者は軽度やせ型ですが、その体格と栄養状態を維持しており、透析導入後の長期生存にはボディマス指数（body mass index；BMI）を一定に保つことが重要な要因の一つであるとの報告[7]があります。このことからも、リスクの有無だけではなく、経過をみることが大切であることがわかります。

日常管理のポイント

SGAまたはGNRIを用いて定期的な評価を継続し、栄養状態が低下傾向にある場合は、栄養状

表■色分けで経過をわかりやすくしたGNRIスコア (91.2未満：黄色、80未満：オレンジ)

氏名	1月	2月	3月	4月	5月	6月	コメント
A	89.6	89.6	88.1	88.1	91.1	92.9	
B	87.4	86.3	86.7	88.2	88.2	85.2	発熱あり
C	84.9	87.9	86.4	86.4	83.4	87.9	
D	84.5	80.0	77.0	76.3	78.5	86.0	消化器症状改善
E	102.7	99.3	97.7	97.9	97.5	99.0	

態が低下した原因を確認して早急に対応する必要があります。透析患者は健常者に比べて栄養状態や体調などが変化しやすいため、栄養状態が安定している患者であっても注意深く観察しましょう。また、透析食にはいくつかの制限がありますが、食欲不振や体調不良を認めるときは、制限を緩めることも大切です。GNRIを簡便な栄養スクリーニングとして使用し、「リスクあり」と評価された患者にSGAを使用し、仔細な状況を確認するという方法もあります。

おさらい 検査&検査値理解のポイント

- SGAは主観的な評価であり判断がむずかしい面もありますが、評価項目に沿って一つずつ確認することが大切です。
- GNRIは簡便な栄養アセスメントツールであり、継続することが大切です。リスクのある患者を抽出した後は、かならず食事状況などの聞き取りが必要です。

◆ 引用・参考文献 ◆

1) Baker, JP. et al. A comparison of the predictive value of nutritional assessment techniques. Hum. Nutr. Clin. Nutr. 36（3）, 1982, 233-41.
2) 日本透析医学会. 慢性透析患者の食事療法基準. 日本透析医学会雑誌. 47（5）, 2014, 287-91.
3) Kalantar-Zadeh, K. et al. A malnutrition-inflammation score is correlated with morbidity and mortality in maintenance hemodialysis patients. Am. J. Kidney Dis. 38（6）, 2001, 1251-63.
4) Bouillanne, O. et al. Geriatric Nutritional Risk Index：a new index for evaluating at-risk elderly medical patients. Am. J. Clin. Nutr. 82（4）, 2005, 777-83.
5) Yamada, K. et al. Simplified nutritional screening tools for patients on maintenance hemodialysis. Am. J. Clin. Nutr. 87（1）, 2008, 106-13.
6) 樋口輝美ほか. 血液透析患者のgeriatric nutritional risk index（GNRI）と各種パラメーターとの関連. 日本透析医学会雑誌. 45（10）, 2012, 937-45.
7) 土井悦子ほか. 長期血液透析患者の栄養状態と栄養素等摂取の検討. 日本透析医学会雑誌. 49（1）, 2016, 53-8.

腎愛会だてクリニック栄養科長
大里 寿江（おおさと・としえ）

編集・執筆者一覧

■ 編集

伊丹儀友 いたみ・のりとも
友秀会伊丹腎クリニック理事長／院長

■ 執筆者（50音順）

秋谷友里恵 あきや・ゆりえ ……… 第1章-30
日本大学医学部腎臓高血圧内分泌内科

芦田明 あしだ・あきら ……… 第1章-7
大阪医科大学小児科講師

阿部貴弥 あべ・たかや ……… 第1章-8
岩手医科大学泌尿器科学講座
腎・血液浄化療法学分野教授

阿部雅紀 あべ・まさのり ……… 第1章-12・第1章-30
日本大学医学部腎臓高血圧内分泌内科主任教授

伊苅裕二 いかり・ゆうじ ……… 第2章-6
東海大学医学部内科学系循環器内科教授／診療科長

石岡邦啓 いしおか・くにひろ ……… 第2章-7
沖縄徳洲会湘南鎌倉総合病院腎臓病総合医療センター
血液浄化部部長

伊藤聖学 いとう・きよのり ……… 第1章-1
自治医科大学附属さいたま医療センター
総合医学1（腎臓内科）助教

稲熊大城 いなぐま・だいじょう ……… 第1章-29
藤田医科大学医学部腎臓内科教授

井上愛莉沙 いのうえ・ありさ ……… 第2章-15
徳島大学大学院医歯薬学研究部疾患治療栄養学分野／
徳島大学病院栄養部

大里寿江 おおさと・としえ ……… 第2章-18
腎愛会だてクリニック栄養科長

大澤正樹 おおさわ・まさき ……… 第1章-24
盛岡つなぎ温泉病院内科診療部長／
岩手医科大学医学部内科学講座循環器内科分野

海津嘉蔵 かいづ・かぞう ……… 第1章-30
海の弘毅会新北九州腎臓クリニック理事長

角田隆俊 かくた・たかとし ……… 第1章-6
東海大学医学部付属八王子病院腎内分泌内科教授

川地惇朗 かわじ・あつろう ……… 第1章-17
東海大学医学部内科学系腎内分泌代謝内科

菅野義彦 かんの・よしひこ ……… 第2章-16
東京医科大学腎臓内科学分野主任教授

菊地勘 きくち・かん ……… 第1章-21
豊済会下落合クリニック理事長／院長

菊池健次郎 きくち・けんじろう ……… 第1章-22
北海道恵愛会札幌南一条病院顧問／循環器・腎臓内科

久木田和丘 くきた・かずたか ……… 第2章-12
北楡会札幌北楡病院副院長

後藤順一 ごとう・じゅんいち ……… 第2章-12
北楡会札幌北楡病院外科部長

駒場大峰 こまば・ひろたか ……… 第1章-17
東海大学医学部内科学系腎内分泌代謝内科講師／
東海大学総合医学研究所

今裕史 こん・ひろふみ ……… 第2章-3
KKR札幌医療センター外科血液浄化センター長

嵯峨﨑誠 さがさき・まこと ……… 第1章-10
東京慈恵会医科大学腎臓・高血圧内科

櫻井健治 さくらい・けんじ ……… 第1章-16
橋本クリニック院長

佐藤健一 さとう・けんいち ……… 第2章-9
日鋼記念病院眼科主任科長

常喜信彦 じょうき・のぶひこ ……… 第2章-4
東邦大学医療センター大橋病院腎臓内科准教授

庄司哲雄 しょうじ・てつお ……… 第1章-26
大阪市立大学大学院医学研究科
血管病態制御学研究教授

白髪宏司 しらが・ひろし ……… 第1章-31
白髪胃腸科内科小児科院長／内科小児科

白数明彦 しらす・あきひこ ……… 第1章-7
市立ひらかた病院小児科副部長

菅野靖司 すがの・やすじ ……… 第1章-6
欅会北八王子クリニック院長

鈴木一之 すずき・かずゆき ……… 第1章-2
清水会かわせみクリニック理事長／院長

鈴木隆浩 すずき・たかひろ ……… 第1章-9
北里大学血液内科教授

鈴木利昭 すずき・としあき ……… 第1章-28
昇陽会阿佐谷すずき診療所顧問／前院長

鈴木正司 すずき・まさし ……… 第2章-17
信楽園病院顧問／腎臓内科

滝沢英毅 たきざわ・ひでき ……… 第2章-10
渓仁会手稲渓仁会病院腎臓内科主任部長

田中哲洋 たなか・てつひろ ……… 第1章-19
東京大学医学部附属病院腎臓・内分泌内科講師

田中元子 たなか・もとこ ……… 第1章-18
松下会あけぼのクリニック副院長／腎臓内科

谷口正智 たにぐち・まさとも ……… 第1章-32
福岡腎臓内科クリニック副院長

種本史明 たねもと・ふみあき ……… 第1章-4
聖路加国際病院腎臓内科

田部井薫 たべい・かおる ……… 第1章-1
南魚沼市民病院院長／内科

土田健司 つちだ・けんじ … 第1章-15・第2章-8
土田透析アクセスクリニック院長

中井健太郎 なかい・けんたろう ……… 第2章-13
福岡赤十字病院腎臓内科

永井知雄 ながい・ともお ……… 第2章-6
東海大学医学部内科学系循環器内科特任准教授

濵田康弘 はまだ・やすひろ ……… 第2章-15
徳島大学大学院医歯薬学研究部疾患治療栄養学分野教授／徳島大学病院栄養部部長

林晃正 はやし・てるまさ ……… 第2章-5
地方独立行政法人大阪府立病院機構大阪急性期・総合医療センター腎臓・高血圧内科主任部長

福島亮 ふくしま・まこと ……… 第1章-22
北海道恵愛会札幌南一条病院腎臓病センター

藤﨑毅一郎 ふじさき・きいちろう ……… 第1章-11
九州大学病院腎・高血圧・脳血管内科助教

藤森明 ふじもり・あきら ……… 第2章-2
甲南会甲南病院血液浄化・腎センター部長

古谷隆一 ふるや・りゅういち ……… 第1章-14
磐田市立総合病院副病院長／腎臓内科

洞和彦 ほら・かずひこ ……… 第1章-27
JA長野厚生連北信総合病院院長／腎・透析センター

堀上友実 ほりかみ・ともみ ……… 第1章-12
日本大学医学部腎臓高血圧内分泌内科

本田浩一 ほんだ・ひろかず ……… 第1章-23
昭和大学江東豊洲病院内科系診療センター腎臓内科准教授

前田卓人 まえだ・たくと ……… 第2章-10
渓仁会手稲渓仁会病院腎臓内科部長

前野七門 まえの・かずゆき ……… 第1章-13
仁楡会仁楡会病院副院長／泌尿器科

丸山之雄 まるやま・ゆきお ……… 第1章-10
東京慈恵会医科大学腎臓・高血圧内科講師／診療医長

満生浩司 みついき・こうじ ……… 第2章-13
福岡赤十字病院腎臓内科部長

武藤重明 むとう・しげあき ……… 第1章-5
日高会日高病院腎臓病治療センター副センター長

森田研 もりた・けん ……… 第2章-14
市立釧路総合病院泌尿器科統括診療部長

山下明泰 やました・あきひろ ……… 第1章-3
法政大学生命科学部環境応用化学科教授

山下直哉 やました・なおや ……… 第1章-25
友秀会伊丹腎クリニック臨床工学室主任

山本裕康 やまもと・ひろやす ……… 第1章-10
東京慈恵会医科大学腎臓・高血圧内科

横山啓太郎 よこやま・けいたろう ……… 第1章-20
東京慈恵会医科大学腎臓・高血圧内科教授／慈恵医大晴海トリトンクリニック診療副部長

竜崎崇和 りゅうざき・むねかず ……… 第2章-1
東京都済生会中央病院副院長／腎臓内科

和田篤志 わだ・あつし ……… 第2章-11
仁友会北彩都病院副院長／腎臓内科

和田貴彦 わだ・たかひこ ……… 第2章-16
東京医科大学腎臓内科学分野

索引 >> INDEX

▶数字・欧文

AFP	138
ALT	124
ANP	132
AST	124
CA19-9	138
CEA	138
CHS基準	217
CM5誘導	174
CTR	163
DXA	207, 222
EPO	56
ESA低反応性	52
FGF23	34, 89
Fontaine分類	184
GNRIスコア	232
hANP	159
HBs抗原	98
HBVキャリア	99
HCVキャリア	99
HCV抗体	98
HCV RNAリアルタイムPCR	98
HDL	120
HIT	69
J-CHS基準	218
Kt/Vurea	17
LDL	120
malnutrition inflammation score	232
MCH	42
—C	42
MCV	42
MIS	232
nPCR	17
PAD	182, 199
Payneの補正式	34
PIVKA-Ⅱ	138
PSA	138
PWI	159
QTc延長	170
RLS	76
TC	120
TIBC	51
Torsades de Pointes	169
UIBC	51

▶あ

悪性腫瘍	198
悪性リンパ腫	39
アミロイドーシス	39
胃がん	203
異常ガス像	163
一次性カルニチン欠乏症	116
一次性サルコペニア	221
インスリン	61
インターロイキン-6	64
運動療法	222
栄養アセスメントツール	230
栄養障害	39, 230
エリスロポエチン	56
炎症	39
オーラルフレイル	218

▶か

活性型ビタミンD	88

家庭血圧	155	好酸球	69
ガドリニウム造影剤	198	高蛋白血症	38
下部消化管内視鏡検査	202	好中球	68
カルシウム拮抗薬	154	後天性多発囊胞腎	195
カルニチン欠乏症	116	後天性囊胞性腎疾患	212
がん	195	高比重リポ蛋白	120
肝がん	195	高リン血症	81, 88
肝硬変	39, 195	呼吸困難	178
肝障害	39	骨髄異形成症候群	56
感染症	68	骨粗鬆症	207
眼底動脈硬化	190	―治療薬	209

▶ さ

がん罹患率	136	再生不良性貧血	56
偽性血小板減少症	68	左室拡張障害	178
機能的自立度評価法	226	左室駆出率	178
急性冠症候群	154	左室収縮障害	178
狭窄	187	左室重量係数	178
虚血性腸炎	203	左室肥大	167, 178
起立性低血圧	154	左室壁運動異常	179
血圧管理目標	153	左房負荷	168
血液透析関連低血圧	154	サルコペニア	218
血液濃縮率	159	―の診断	221
血管石灰化	183	―の予防	222
血清鉄	51	酸塩基平衡	140
血糖管理	59	社会的フレイル	218
原発性骨粗鬆症	207	シャント	186
降圧薬	154	―異常	188
高回転型骨病変	80	―管理	188
高カルシウム血症	81, 88	収縮期血圧	153
高感度CRP	65	昇圧薬	155
高血圧	153	消化管出血	17, 202
高血糖	60		

消化管穿孔	163
消化性潰瘍	202
小球性貧血	42, 48
常時低血圧	154
小腸ガス像	163
上部消化管内視鏡検査	202
除水	158
徐脈性不整脈	175
腎がん	195, 198, 212
心胸比	158, 162
心筋虚血	173
心筋梗塞	168
心血管疾患	178
心室頻拍	169
腎性全身性線維症	198
腎性貧血	47, 56, 109
心臓弁膜症	178
身体的フレイル	218
心不全	178
心房細動	168, 175
心房粗動	175
膵がん	195
ストレインパターン	167
正球性貧血	42, 48
正色素性貧血	42
脆弱性骨折	207
精神心理的フレイル	218
赤血球恒数	42
赤血球造血	47
─刺激因子製剤	43
セレン	112

線維芽細胞増殖因子23	34, 89
線維性骨炎	35
造影剤腎症	200
総コレステロール	120
総鉄結合能	51

▶ た

大球性貧血	42, 48, 108
代謝性アシドーシス	39
大腿骨頸部骨折	207
大腸がん	204
大腸憩室穿孔	164
大腸閉塞	163
大腸ポリープ	204
多血症	57
多嚢胞化萎縮腎	195, 212
多発性筋炎	21
多発性骨髄腫	39
単球	69
蛋白異化	39
蛋白漏出性胃腸症	39
致死性不整脈	175
中間比重リポ蛋白	120
超低比重リポ蛋白	120
陳旧性脳梗塞	198
低アルブミン血症	154
低栄養	230
低カルシウム血症	81, 88
低血圧	154
低血糖	60
低色素性貧血	42
低蛋白血症	39

低比重リポ蛋白	120
低ビタミンD血症	89
低リン血症	88
テタニー	35
鉄欠乏性貧血	56
鉄補充療法	44, 52
デノスマブ	35, 208
透析アミロイドーシス	72, 75
透析腎がん	213
透析低血圧	154
糖尿病網膜症	191
動脈硬化	182, 190
ドライウエイト	162
―の設定方法	158

▶な

軟部濃度陰影	163
二次性カルニチン欠乏症	117
二次性サルコペニア	221
二次性副甲状腺機能亢進症	34, 39, 80
二重エネルギーエックス線吸収測定法	207, 222
尿素	16
―透析量	17
尿崩症	21
脳梗塞	198
脳出血	198

▶は

バソプレシン	11
発がん因子	214
ヒト心房性ナトリウム利尿ペプチド	159
非閉塞性腸間膜虚血	164
非閉塞性腸間膜梗塞	204
貧血	47
頻脈	175
―性不整脈	175
フェリチン	51
副甲状腺摘出術	81
副甲状腺ホルモン	34, 88
不整脈	175
不飽和鉄結合能	51
フレイル	217
―の診断基準	217
―のリスク	217
プレフレイル	217
平均赤血球ヘモグロビン濃度	42
平均赤血球ヘモグロビン量	42
平均赤血球容積	42
ヘパリン起因性血小板減少症	69
弁の石灰化	178
ホルター心電計	173

▶ま

マクログロブリン血症	39
末梢動脈疾患	182, 199
麻痺性イレウス	163
慢性炎症	65
―性疾患	39
網膜静脈閉塞症	190

▶や

薬剤性カルニチン欠乏症	117
遊離カルニチン	116
緑内障	190

読者の皆さまへ

★増刊への感想・提案

このたびは本増刊をご購読いただき、まことにありがとうございました。

編集部では今後も、より皆さまのお役に立てる増刊の刊行を目指してまいります。つきましては本書に関するご感想・ご提案などがございましたら、当編集部までお寄せください。また、掲載内容につきましてのご質問などがございましたらお問い合わせください。

★透析ケア誌へ、ご質問をどうぞ

本誌では読者の皆さまからのご質問をお待ちしています。このような問題のある患者さんにどのように対応したらよいか、○○という言葉を聞いたがどういう意味か……など、あらゆるご質問に対し専門の先生方にお答えいただきます。

ご質問の内容は、できるだけ具体的にくわしくお書きください（患者さんの年齢・既往歴・症状・問題点、など）。

お待ちしております。

★ご送付先
〒532-8588 大阪市淀川区宮原 3-4-30 ニッセイ新大阪ビル 16F
株式会社メディカ出版「透析ケア編集部」
E-mail：touseki@medica.co.jp

The Japanese Journal of Dialysis & Caring
Touseki Care

透析ケア 2018年冬季増刊（通巻 327 号）

検査値の見方を知ってケアに活かす！

透析患者の重要検査＆検査値 50

2018 年 12 月 5 日発行	編 集	伊丹 儀友
	発 行 人	長谷川素美
	編集担当	田中習子・平岡あづさ・西岡和江・西川雅子
	発 行 所	株式会社メディカ出版
		〒532-8588 大阪市淀川区宮原 3-4-30
		ニッセイ新大阪ビル 16F
		編集　　　　　電話：06-6398-5048
		お客様センター　電話：0120-276-591（ご注文）
		E-mail　touseki@medica.co.jp
		URL　https://www.medica.co.jp
	広告窓口	総広告代理店　株式会社メディカ・アド　電話：03-5776-1853
	デザイン	神原宏一
	組 版	イボルブデザインワーク
	印刷製本	株式会社廣済堂

定価 本体 4,000 円＋税

乱丁・落丁がありましたら、お取り替えいたします。
無断転載を禁ず。
Printed and bound in Japan

ISBN978-4-8404-6337-9

本誌に掲載する著作物の複製権・翻訳権・翻案権・上映権・譲渡権・公衆送信権（送信可能化権を含む）は株式会社メディカ出版が保有します。
JCOPY <（社）出版者著作権管理機構 委託出版物>
本書の無断複写は著作権法上での例外を除き禁じられています。複写される場合は、そのつど事前に、（社）出版者著作権管理機構（電話 03-3513-6969、FAX 03-3513-6979、e-mail：info@jcopy.or.jp）の許諾を得てください。